TRAITEMENT CHIRURGICAL

DE LA

Tuberculose Laryngée

PAR

Le Dr L. REINHOLD

DES FACULTÉS DE MÉDECINE DE PARIS ET DE VIENNE

PARIS

A. MALOINE, Éditeur

25-27, RUE DE L'ÉCOLE-DE-MÉDECINE, 25-27

1908

TRAITEMENT CHIRURGICAL

DE LA

TUBERCULOSE LARYNGÉE

MACON, PROTAT FRÈRES, IMPRIMEURS.

TRAITEMENT CHIRURGICAL

DE LA

Tuberculose Laryngée

PAR

Le Dr L. REINHOLD

DES FACULTÉS DE MÉDECINE DE PARIS ET DE VIENNE

PARIS

A. MALOINE, ÉDITEUR

25-27, RUE DE L'ÉCOLE-DE-MÉDECINE, 25-27

1908

INTRODUCTION

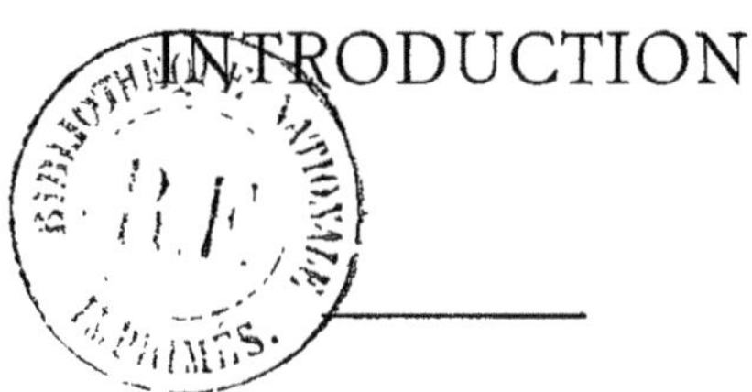

Nous avons eu l'occasion, au cours de nos études
à Vienne, puis à Paris, de traiter de nombreux cas de
tuberculose du larynx et nous avons été frappé du peu
d'efficacité réelle des moyens le plus habituellement
préconisés pour combattre cette terrible affection.

Cependant, dans plusieurs cas, l'état des lésions
laryngées et pulmonaires n'était pas avancé et il nous
semblait qu'on aurait pu intervenir d'une façon plus
radicale.

Chez d'autres malades, au contraire, nous avons
remarqué la marche progressive et rapide de l'affection
et cette évolution semblait devoir résister à toutes les
thérapeutiques.

C'est pour nous faire une idée plus logique, plus
rationnelle du traitement et du pronostic de cette affec-

tion que nous avons rassemblé, depuis déjà longtemps, les nombreux documents qui nous ont servi pour ce travail.

Nous avons essayé de faire une revue générale des travaux français et étrangers concernant la tuberculose laryngée et son traitement chirurgical, nous avons tâché de réaliser une mise au point exacte de cette question si controversée encore à l'heure actuelle.

Pour cela, nous nous sommes inspiré de l'enseignement des maîtres de l'oto-rhino-laryngologie française et étrangère, des Lermoyez, Moure, Luc, Ruault, Lubet-Barbon, Moritz Schmidt, Heryng, Frænkel, Semon, Mermod, etc., sans oublier notre regretté maître de la Faculté de Vienne, le professeur Schrœtter.

Nous y avons ajouté les notions cliniques et pratiques que nous avons apprises à Vienne et à Paris et nous espérons voir favorablement accueillie cette contribution personnelle à une question si passionnante.

Notre travail est divisé en six chapitres :

Dans un premier chapitre, nous étudions l'historique du traitement de la tuberculose laryngée à travers les siècles.

Le second chapitre concerne le traitement médical, général et local.

Dans le troisième chapitre, nous passons en revue les diverses interventions chirurgicales opposées à la tuberculose laryngée, cautérisations, curettage, épiglottectomie, trachéotomie, thyrotomie.

Le quatrième et le cinquième chapitres traitent des indications et des résultats de cette thérapeutique.

Les conclusions que nous avons essayé de déduire de notre travail forment le sixième chapitre que nous avons fait suivre des indications bibliographiques nombreuses que nous avons utilisées.

CHAPITRE I

HISTORIQUE

DU

Traitement de la Tuberculose Laryngée

L'histoire du traitement de la tuberculose laryngée est courte; elle date de quelques années; l'histoire de la tuberculose laryngée elle-même remonte à peine à 50 ans, à Garcia, Turck et Czermak, c'est-à-dire à la découverte et à l'application du laryngoscope.

Et cependant si, à l'exemple d'Imhofer (de Prague), on consulte les traités d'Hippocrate et de Galien, on constate que cette affection était bien connue dans l'antiquité. On trouve même que le traitement préconisé par ces pères de la médecine est identiquement le même que celui indiqué par Stoerk, à la fin du

XIXᵉ siècle. Le conseil de retenir la toux et d'avaler très lentement quelques médicaments, de boire du lait de vache immédiatement après la traite, a été souvent repris par leurs successeurs.

Galien croyait que la tuberculose du larynx était primitive et infectait le poumon secondairement.

Plus tard Sylvius émit la théorie contraire qui, aujourd'hui encore, est généralement acceptée.

Morgagni en décrivit une observation très nette dans la XVᵉ lettre, de l'article XIII, de son compendieux ouvrage.

Borsieri en fit une étude très intéressante et Petit, en 1790, fournit des documents ingénieux sur cette question.

Vers l'époque de Laënnec (1819), on insista sur la nature tuberculeuse de cette affection. Louis signale la coïncidence fréquente de la tuberculose laryngée et de la phtisie pulmonaire : il dit avoir rencontré 44 ulcérations du larynx sur 102 phtisiques autopsiés et il explique l'infection du larynx par l'action mécanique et spécifique des excrétions pulmonaires, théorie confirmée de nos jours par la découverte du bacille de Koch.

En 1837, Trousseau et Belloc font la première étude complète de la phtisie laryngée et ils improvisent même un examen direct du larynx, mais ils distinguent trois sortes de phtisie laryngée, la tuberculeuse, la syphilitique et la cancéreuse, d'où une certaine obscurité dans leur travail, pourtant si utile à consulter.

Citons ensuite les mémoires d'Andral, d'Albers, de Hasse, de Rheiner, de Wunderlich, jusqu'aux recherches de Garcia, Turck et Czermak (1852-1860) qui permettent de bien examiner le larynx tuberculeux et d'essayer une thérapeutique locale appropriée.

Viennent ensuite les contributions cliniques ou anatomo-pathologiques de Ruhle, Rokitanski, Virchow, Colberg, Wagner, Schech, Schrœtter, Tobold, Rindfleisch, Ziemssen, Peter et Krieshaber, Isambert, Bœckel, Mackenzie, Schnitzler, Heinze qui écrivit un traité très complet sur ce sujet, etc.

Nous sommes en 1880 : quel est le traitement que l'on oppose à la tuberculose laryngée? Aucun. On considère que cette affection a une marche absolument fatale et tous les praticiens acceptent l'opinion de Krieshaber : « la tuberculose laryngée est une affection incurable. »

Mais Moritz Schmidt se risque, le premier, à introduire un instrument tranchant sur un larynx tuberculeux et à sectionner le cartilage aryténoïde enflammé et infiltré.

Cette tentative est généralement mal accueillie : cependant le premier pas est fait et bientôt nous allons assister à une véritable levée de boucliers en faveur de l'intervention chirurgicale.

Mais que l'on ne croie pas à une évolution trop rapide des idées médicales : la tentative de Moritz Schmidt date de 1880, mais il a fallu près de 25 ans pour imposer le traitement chirurgical de la tuberculose laryngée aux spécialistes eux-mêmes.

Encore aujourd'hui l'unanimité n'existe pas sur ce sujet et si d'une part nous trouvons des partisans convaincus de l'opportunité de ces interventions, nous rencontrons d'autre part des adversaires irréductibles de cette manière de procéder.

Que fait-on alors en dehors du traitement chirurgical ? On se contente de badigeonnages, de pulvérisations, d'inhalations, d'insufflations de poudres anesthésiques, et on administre des toniques à l'intérieur.

Il est facile de comprendre l'insuffisance de cette thérapeutique, surtout après les communications très
importantes qui ont été publiées depuis 25 ans.

Faut-il rappeler les travaux de Moritz Schmidt,
Krause, Heryng, Bezold, Imhofer, Gleitsmann, Kuttner,
Schech, R. Botey, Hajeck, Chiari, Rethi, Schmiegelow,
Kronenberg, Jobson Horne, Barwell, Weggert, Semon,
Frankel, Blumenfeld, Hansberg, Gluck, Félix, Henrici,
Massei, Egidi, Ferreri, Guarnaccia, Mermod, Goris,
Delsaux, Lermoyez, Moure, Castex, Luc, Chauveau,
Furet, Escat, Massier, Bar, etc., qui ont contribué, pour
une grande part, à la connaissance exacte de cette affec-
tion et à la réalisation d'une thérapeutique plus active
et plus rationnelle.

De telle sorte que nous avons pu voir qu'au dernier
Congrès de Rhino-Laryngologie de Vienne, en avril
1908, la presque unanimité des laryngologistes pré-
sents, Heryng, Grunwald, Mermod, Blumenfeld, Semon,
Kuttner, Thost ont admis la nécessité d'un traitement
chirurgical de la tuberculose du larynx.

Tel est, en 1908, l'état de la question : d'une part,
les routiniers qui persistent à croire qu'il ne faut pas
toucher aux larynx tuberculeux sous peine de voir
apparaître les accidents les plus graves ; d'autre part,
les hésitants, les craintifs qui préfèrent voir évoluer
cette affection d'une façon progressive et fatale plutôt
que d'intervenir trop radicalement et qui interviennent
parfois, quand ils y sont obligés absolument, par une

petite cautérisation ou par quelque opération palliative ; enfin les interventionnistes plus ou moins audacieux qui ne craignent pas de porter le galvano-cautère, la curette ou la pince coupante en plein foyer tuberculeux.

Nous allons essayer, par une étude clinique et thérapeutique absolument impartiale, de dégager, de tous ces travaux, la conclusion la plus logique.

CHAPITRE II

LA
TUBERCULOSE LARYNGÉE
ET SON
Traitement Médical

TRAITEMENT GÉNÉRAL ET TRAITEMENT LOCAL

La tuberculose laryngée estfréquente ; elle coexiste ordinairement avec la tuberculose pulmonaire ; cependant, certains auteurs admettent volontiers une localisation primitive de la tuberculose au niveau du larynx ; parmi eux, nous pouvons citer Orth, Fraenkel, Progrebinski, Demme, Bety, Goldstein, et plus récemment Bar ; mais, comme le dit Habershon, il est difficile de contrôler d'une façon très précise les cas publiés.

Comme Mackenzie, Schnitzler, Schrœtter et toute l'École française contemporaine, nous croyons que la tuberculose laryngée est généralement, pour ne pas dire toujours, secondaire à la tuberculose pulmonaire.

La plupart des auteurs imputent aux crachats la propagation de l'affection pulmonaire au larynx : c'est la théorie de Louis, confirmée par la découverte du bacille de Koch. Rheiner prétendait que l'ulcération était due au frottement des cordes vocales et des autres parties du larynx, par suite de la toux continuelle. Heinze et Mackenzie, de leur côté, ont insisté sur le *locus minoris resistentiæ* qu'était le larynx chez certains tuberculeux, et, en effet, l'alcool, le surmenage, les poussières irritantes, la syphilis jouent un rôle bien connu d'agents provocateurs. Enfin, il faut admettre une infection par voie hématique, puisqu'on voit la tuberculose du larynx localisée seulement du côté du poumon atteint — ou bien encore penser à une infection des lymphatiques cervicaux par voie amygdalienne.

Quelles sont les localisations les plus fréquentes de la tuberculose au larynx ? Mackenzie, Heinze, Guarnaccia, Habershon, pour ne citer que ces auteurs, ont établi des statistiques très importantes, d'où il ressort que, dans les 3/4 des cas environ, on trouve atteints les bords des cordes vocales, la région aryténoïdienne, les replis ary-épiglottiques, la région interaryténoïdienne et la paroi postérieure.

Il y a, dans la tuberculose laryngée, une période de début et une période d'état.

Au début, ce qui frappe tout d'abord, c'est la pâleur du voile, la dysphonie, l'enrouement : parfois déjà, existe la dysphagie (ce sont les cas de dysphagie prolongée de Ferrand et Bovet); mais ce symptôme est rare à cette période; dans d'autres cas, le malade se plaint d'une hémoptysie qui l'a laissé aphone quelques jours; aux poumons, généralement alors, les lésions sont ou très bénignes (et ce sont probablement ces observations qui en ont imposé pour de la tuberculose primitive du larynx), ou déjà très graves : au laryngoscope, on constate une rougeur des parties atteintes et, chez la plupart des malades, un aspect légèrement tomenteux de la région postérieure; les cordes vocales parfois sont œdématiées, légèrement excoriées, parésiées, puis une de ces excoriations persiste et devient une ulcération.

A la période d'état, le laryngoscope peut montrer des lésions assez diverses d'aspect :

1º Une perte de substance dentelée, à bords pâles, surélevés, recouverte d'un dépôt pultacé, soit au niveau d'une corde, soit au niveau de l'épiglotte ou de la région inter-aryténoïdienne;

2º ou bien une petite tumeur rosée, assez pâle, soit au niveau de la commissure, soit provenant du ventricule de Morgagni, c'est un tuberculome (Mandl, Arizat, Mackenzie, Schnitzler, Lermoyez, Casadesus, Gouguenheim, Tissier, Cartaz, Botey, etc.);

3º ou bien un gonflement luisant du bord libre de l'épiglotte, avec un pointillé miliaire, qui s'étend souvent à tout le cartilage et amène l'infiltration des replis ary-épiglottiques, des aryténoïdes, etc. (Heindl);

4º ou bien une ulcération assez grande qui a envahi l'insertion de la corde vocale et a gagné l'articulation crico-aryténoïdienne, ulcération tuberculeuse typique de la paroi postérieure, avec périchondrite de l'aryténoïde et infiltration du voisinage;

5° ou bien une épiglotte dressée, enroulée, ayant changé de forme enfin et présentant, outre un aspect velouté et assez pâle, quelques ulcérations plus ou moins caractéristiques;

6° enfin, une infiltration des deux cordes et de leur partie sous-glottique, œdème des aryténoïdes rapprochés et aspect presque linéaire de la fente glottique.

Une de ces formes peut exister seule ; elle peut être combinée à l'une des autres; à l'ulcération et à l'infiltration épiglottique et aryténoïdienne correspondent les douleurs auriculaires et la dysphagie si intenses; à l'infiltration aryténoïdienne et sous-glottique correspondent la sténose et la dyspnée; les lésions des cordes expliquent la raucité, la dysphonie et l'aphonie; quant à la toux, elle provient et du larynx, et des poumons.

Dans le traitement de la tuberculose laryngée, nous avons donc à résoudre un problème multiple : nous devons soigner l'état général qui prime tout; nous devons également lutter contre la toux, les troubles de la phonation et surtout la douleur et la sténose.

Le traitement général consiste essentiellement à remonter les forces du malade, par un repos absolu, par une nourriture saine et abondante, par une cure dans un climat, tel que celui de la Riviera et de toutes les stations méditerranéennes.

On a insisté sur le repos absolu du larynx, et dernièrement encore Luc et sir Félix Semon ont constaté les bons effets de la cure de silence; mais il faut bien reconnaître que ce repos absolu de l'organe vocal est

bien difficile à obtenir et qu'il impose une dure nécessité à la plupart des malades.

Certains auteurs, avec Heindl et Chauveau, recom-
mandent un régime spécial : il faut interdire aux
malades non seulement les aliments épicés, acides ou
irritants, mais aussi ceux qui sont trop secs (petits
pains, croûte). La viande doit être administrée toujours en sauce ou avec des légumes, parfois entourée
de beaucoup de graisse (jambon gras) ou bien fine-
ment hachée avec de la graisse ; les saucisses, peu épi-
cées, étendues sur du pain mollet, la viande crue, la
cervelle rôtie, le poisson (sans arêtes), tous les hachis,
le caviar, les huîtres, surtout les gelées de viandes, les
aspics peuvent procurer une variation agréable. En
même temps que des glaces aux fruits, au café, on peut
prescrire le sorbet au jus de viande indiqué par Ziemssen (250 gr. de jus de viande frais et glacé à la
vanille).

On peut aussi donner du lait, des laitages, des plats
aux œufs, des puddings, des crèmes ; l'alcool ne doit
être administré que dilué ; le cognac peut être utilisé
avec un œuf dans du lait, ou dans de la bière avec des
œufs.

Les aliments liquides épais sont, dans le cas de
dysphagie douloureuse, absorbés d'habitude plus facilement que les aliments liquides peu épais : on doit
donc recourir aux soupes à la farine, aux soupes
mucilagineuses, sagou, riz, aux purées. Pour calmer la
soif, outre les boissons glacées données par petites
quantités, on peut conseiller le thé, le chocolat, l'or-
geat, la bière de malt, les infusions mucilagineuses de
guimauve, les gargarismes avec des infusions ou des

solutions bicarbonatées, les pilules au menthol, les fruits, le jus de fruits, etc.

Pour calmer la toux, il ne faut pas abuser des narcotiques : la morphine, en particulier, est généralement mal supportée : cependant on peut, dans certains cas de toux angoissante et rebelle, employer la codéine ou mieux l'extrait thébaïque.

Les inhalations, les fumigations, les pulvérisations sont mieux supportées et calment mieux le catarrhe des voies respiratoires supérieures et bronchiques.

Voici quelques formules :

1° Baume du Pérou........................... 2 gr.
Alcool éthylique.............................. 10 »

2° Teinture de pin sylvestre.................. } āā 5 gr.
Teinture de benjoin composée.............

3° Menthol cristallisé...................... 2 gr.
Alcool de lavande......................... 10 »

4° Essence de térébenthine... .... } āā 5 gr.
Essence de pin d'Autriche................

5° Essence d'eucalyptus..................... } āā 5 gr.
Essence de térébenthine...................
Alcool.................................... 10 »

6° Eucalyptol.............................. 5 gr.
Alcool de lavande......................... 10 »

7° Teinture de myrrhe...................... } āā 10 gr.
Teinture de benjoin......................
pour inhalations ou fumigations.

8° Acide phénique.......................... 1 gr.
Acide borique............................ 5 »
Glycérine à 30°........................... 50 »
Eau...................................... 450 »

9° Acide phénique....................... } āā 0,50 gr.
    Chlorhydrate de cocaïne.............. }
    Glycérine à 30°..................... 50 gr.
    Eau .... 450 »
pour pulvérisations.

Pour lutter contre les troubles de la phonation, nous sommes à peu près désarmés en dehors du traitement local actif ; cependant, dans certains cas, la parésie des cordes est d'origine névropathique : chez ces malades, on peut, avec d'excellents résultats, ordonner soit du massage externe du larynx, soit du bromure à assez fortes doses à l'intérieur.

Ce même traitement bromuré est utile dans la sténose, car elle combat l'éréthisme de l'appareil vocal et elle s'oppose, au moins dans une certaine mesure, au spasme de la glotte ; mais lorsque la sténose progresse, lorsqu'il existe du tirage sus- et sous-claviculaire, il ne faut pas hésiter, comme nous le verrons, à faire la trachéotomie.

Reste l'élément douleur : douleur atroce au niveau de la gorge et des oreilles, exaspérée encore par la déglutition et dysphagie intense ; c'est on peut le dire l'élément le plus important et aussi le symptôme le plus constant de la tuberculose laryngée ; c'est pour le combattre que la thérapeutique a essayé les médications les plus variées.

Les injections endo-laryngées et endo-trachéales sont des auxiliaires précieux dans le traitement de la dysphagie au cours de la tuberculose laryngée.

Si cette méthode n'a pas gagné du terrain, c'est à cause des difficultés de la technique. Aussi Gleitsmann a-t-il eu l'idée de substituer au miroir laryngien, comme guide, l'index de la main gauche, comme dans l'intubation ; Marangos, de Marseille, a conseillé la voie nasale ; Botey a essayé la voie externe en perforant la trachée avec un mince trocart ; Mendel enfin a proposé une méthode simplifiée qui consiste à laisser couler le liquide injecté, soit le long de la paroi postérieure, soit le long de la paroi latérale du pharynx.

Mais Ruault, de Paris, a repris l'étude de cette question, en modifiant la seringue laryngée ordinaire dans sa capacité et dans la longueur de sa canule.

Massei est lui aussi partisan du miroir laryngien et, pour notre part, nous acceptons pleinement cette technique ; avec le miroir seul, en effet, on est sûr de porter au niveau du larynx le liquide médicamenteux.

On a objecté que le pharynx des tuberculeux supportait difficilement le miroir ; c'est une grave erreur ; nous avons remarqué au contraire que l'examen au miroir était peut-être plus facile chez les tuberculeux, mais il faut bien savoir que beaucoup de tuberculeux sont des alcooliques, et chez ceux-ci, les réflexes sont souvent exagérés : il suffit en tout cas, pour les premiers examens, de faire une légère pulvérisation de cocaïne.

Voici quelques formules de solutions à injecter :

1° Menthol pur...................... 1 à 5 gr.
   Huile d'amandes douces............. 10 »
      f. s. a. mélange.
      2 à 3 c. c. plusieurs fois par jour.   (Rosenberg.)

2° Menthol pur...................... 1 à 2 gr.
   Huile d'amandes douces............. 10 »
   Chlorhydrate d'adrénaline à 1/1000..... 1 à 2 c. c.
      f. s. a. mélange.
      1 à 3 c. c. tous les jours.   (Massei.)

3° Essence de thym...................
Essence de cannelle.................
Essence d'eucalyptus ....
āā 5 gr.

Huile d'olive stérilisée.............. 100 »

    f. s. a. mélange.
    3 c. c. 3 à 4 fois de suite, tous les jours.

(Mendel.)

4° Paratoxine.
    mêmes doses.

(Lemoine et Labarrière.)

5° Essence de thym....................
Essence d'eucalyptus..............
Essence de cannelle................
Gaïacol.........................
Iodoforme ....
āā 5 gr.

Huile d'olives stérilisée.............. 100 »

    f. s. a. mélange.
    3 c. c. 4 fois par jour.

(Mendel.)

6° Gaïacol......................... 1 gr.
Essence d'eucalyptus............... 5 »
Huile d'olives stérilisée.............. 100 »

    f. s. a. mélange.
    5 c. c. tous les jours.

(Salamo.)

7° Créosote pure de hêtre............... 20 gr.
Huile d'olive filtrée et stérilisée........ 100 »

    f. s. a. mélange.
    1 à 4 c. c. par jour.

(Masini.)

8° Goménol....... .... ·.......... 1 à 3 gr.
Huile d'olive stérilisée.............. 100 »

    f. s. a. mélange.
    3 c. c. 2 à 3 fois par jour.

(Marangos.)

9° Acide cinnamique.................... 1 gr.

    dissocié à chaud dans :

Huile d'olive lavée à l'alcool et stérilisée.. 50 »

    ajouter :

Essence de myrte.................... 5 »
Huile d'olive lavée à l'alcool et stérilisée. 50 »

    f. s. a. mélange.
    4 à 10 c. c. par jour.

(Ruault.)

On a préconisé aussi les pulvérisations et Chauveau emploie la formule suivante, qui réussit souvent assez bien contre la dysphagie :

Chlorhydrate de cocaïne............. 0 gr. 50
Chlorhydrate de morphine....... ..... 0 » 20
Eau de laurier-cerise................ 20 »
Glycérine à 30°..................... 50 »
Eau................................ 450 »

    f. s. a. solution.

Beaucoup de praticiens conseillent les insufflations de poudres antiseptiques et anesthésiques, l'iodoforme, le menthol, l'antipyrine, l'eucaïne (Heryng), le diiodoforme (Mabilius), l'analgésine, l'iodol, la cocaïne, le thiocol (Heindl), l'anesthésine, l'orthoforme (Haber shon), l'alypine, la nirvanine (Bezold et Gidionsen) le chlorétone (Proust et Fiocre), etc., ou bien :

1° Menthol..................... ..... 5 gr.
Orthoforme...................... 45 »

2° Chlorhydrate de cocaïne............. 0 » 20
Thiocol .... 0 » 40
Acide borique pulv................. 20 »

3º Salicylate de bismuth.............. } ãã 4 gr.
   Sous-nitrate de bismuth............. }
   Antipyrine..................... ..   6 gr.
   Eucaïne..........................   2 »

D'autres auteurs préfèrent les instillations au menthol, les badigeonnages à la cocaïne ou à l'antipyrine :

1º Menthol...........................   1 gr.
   Huile d'olive.....................   5 à 10 gr.
      pour instillations.

2º Cocaïne ....   1 gr.
   Antipyrine........................   2 »
   Eau distillée.....................   10 »
      pour badigeonnages.

3º Cocaïne ....   1 gr.
   Solution d'adrénaline à 1/100.........   2 c. c.
   Eau distillée.....................   10 gr.
      pour badigeonnages.

4º Résorcine........................   1 gr.
   ou acide phénique.................   1 »
   Glycérine.........................   10 »
      pour badigeonnages.

Barwell (de Londres) emploie, pour les lésions superficielles, la solution de Lake dont voici la formule :

Acide lactique ... .   50 gr.
Formol.............................   7 »
Phénol.............................   10 »

Cette solution, grâce à la présence du phénol, a une
action analgésique très marquée et il est rare que la
douleur persiste plus de quelques minutes après l'application.

Cette solution est portée à l'aide d'un fort porte-coton : il faut pratiquer une bonne et puissante friction ; un léger attouchement serait sans effet. Elle est susceptible d'amener la guérison quand on l'emploie seulement une fois par semaine, mais, en règle générale, on obtient de bien meilleurs résultats par l'application quotidienne.

Bonain (de Brest) est l'inventeur d'un mélange qui réussit parfois très bien :

$$\left.\begin{array}{l}\text{Menthol}\dots\dots\dots\dots\dots\dots\dots\dots \\ \text{Chlorhydrate de cocaïne}\dots\dots\dots\dots \\ \text{Acide phénique}\dots\dots\dots\dots\dots\dots\end{array}\right\} \ \bar{\bar{a}}\ 5\ \text{gr.}$$

Ce mélange est très analgésique et légèrement caustique.

Simanovski, Hedderich, Seifert, Ziem, Spengler ont préconisé le para-mono-chloro-phénol ; Ruault et Heryng, le phénol sulforiciné, excellent contre la dysphagie, mais le médicament qui a la vogue la plus méritée est l'acide lactique, recommandé par Krause, Heryng, Gleitsmann, Delie, Semon, Juracz, Stœrk, Schrœtter, M. Schmidt, Schech et que l'on emploie aujourd'hui un peu partout. C'est l'acide lactique, médicament symptomatique et curatif, qui a ouvert la voie à l'intervention chirurgicale et notamment à la galvano-cautérisation. Nous décrirons donc la technique de ce procédé au chapitre du traitement chirurgical.

Mais il existe encore bien d'autres médications proposées : faut-il citer la paratoxine (Lemoine et Labarrière), la tuberculine (Marmoreck, École de Berlin), l'extrait de foie de morue (Mounier), l'héliothérapie (Stillmann, Sorgo, Gossen, Collet, Jessen, etc.) : mais toutes ces médications, excellentes pour le traitement général, n'ont pas donné le résultat qu'on en attendait, au point de vue local.

Elles n'ont pas calmé les douleurs intenses des malades, si elles ont amélioré leur musculature laryngée et leur état de nutrition. C'est la dysphagie, on peut le dire, qui a commandé l'intervention endo-laryngée, de même que la sténose a imposé la trachéotomie.

CHAPITRE III

Traitement Chirurgical

DE LA

TUBERCULOSE LARYNGÉE

Devant l'insuffisance des moyens médicaux préconisés contre les accidents si graves de la tuberculose laryngée, on a essayé d'obtenir de meilleurs résultats en
utilisant le traitement chirurgical.

Les interventions proposées sont de deux ordres;
elles utilisent la voie buccale ou la voie externe; elles
sont donc endolaryngées ou exolaryngées.

Parmi les interventions endolaryngées, nous étudie-
rons successivement les cautérisations, le curettage, la
pince coupante et l'épiglottectomie; parmi les interventions exo-laryngées, nous nous occuperons de la
trachéotomie et de la thyrotomie.

Nous laisserons volontairement de côté la laryngectomie.

Cette opération constitue pourtant le procédé le plus radical employé jusqu'à ce jour; mais, comme l'a fait remarquer Gouguenheim, on ne pourrait l'utiliser de propos délibéré que si on pensait que le larynx est le siège unique des lésions tuberculeuses.

Aussi lorsque des chirurgiens ont enlevé un larynx tuberculeux, c'est parce qu'ils ont cru avoir affaire à une tumeur maligne, carcinome ou épithéliome.

Le cas le plus intéressant est celui de Guttenbauer, rapporté par Guarnaccia : il s'agit d'un jeune homme de 24 ans, portant au niveau d'une corde vocale, une tumeur bien limitée ayant toutes les apparences, non d'un tuberculome, mais d'un cancer; les symptômes de sténose étaient si angoissants que l'on pratiqua une trachéotomie d'urgence, puis quelques jours après une laryngectomie à la suite d'un examen histologique positif; mais quelque temps après l'opération, un nouvel examen histologique montra qu'il s'agissait d'une néoplasie tuberculeuse avec prolifération abondante de cellules épithélioïdes; le malade mourut d'ailleurs au bout de deux mois de tuberculose généralisée.

On peut citer aussi les cas de Kocher, le célèbre chirurgien de Berne, qui fit une laryngectomie pour lupus du larynx et Mac Lloyd, de Calcutta qui pratiqua cette intervention dans un cas de papillome tuberculeux.

Solis Cohen, dans une étude très documentée sur les suites éloignées de la laryngectomie, croit que la trachéotomie, mettant le larynx au repos, est aussi utile

que l'autre intervention et beaucoup moins dangereuse.
D'autres auteurs cependant, Massei, Fraenkel, Katz
pensent que la laryngectomie serait indiquée dans les
cas de laryngite tuberculeuse primitive : mais l'existence de cette forme de laryngite est encore à démon-
trer ; aussi nous ne nous occuperons pas de la laryngectomie.

A. — CAUTÉRISATIONS

C'est l'acide lactique qui a tout d'abord été essayé pour cautériser le larynx tuberculeux et, dans nombre de cliniques spéciales, cet agent est encore utilisé. Sans doute, on a proposé également l'acide trichloracétique, le paramonochlorophénol et le phénolsulforiciné, mais ces médicaments, peut-être aussi actifs, sont encore moins bien supportés que l'acide lactique.

Voici quelle est la technique de Heindl :

« Commencez par la solution à 20 °/₀, généralement après avoir anesthésié le larynx par quelques gouttes d'une solution de cocaïne à 20 °/₀. Vous attendez que l'anesthésie se produise, ce qui demande trois minutes ; puis, au moyen d'un porte-coton, vous appliquez bien l'acide lactique, mais sans produire d'irritation ; vous répétez l'application au bout de deux, trois, quatre jours, ou même d'une semaine pour les fortes solutions. Dans ces cas (80 °/₀), je fais ensuite une injection de menthol ou d'orthoforme pour retarder l'apparition des douleurs. Après chaque badigeonnage, assurez-vous que vous voyez l'escarre de l'acide dans le larynx ou dans son voisinage. Ceci vous indiquera que l'intervention a réussi. Vous ne la répéterez que si vous ne voyez plus d'escarres (qui peuvent persister quelques jours avec la solution à 80 %), ni de réaction inflammatoire, ni de gonflement. Vous ferez des insufflations de menthol et d'orthoforme, ·pour hâter le processus, dans les jours qui suivent. »

Les applications d'acide lactique ont surtout le grave inconvénient de produire une réaction considérable. Aussi, a-t-on cherché à lui substituer une autre méthode, celle de l'électrolyse d'abord, qui a·donné peu de bons résultats, sauf dans l'infiltration isolée de la paroi postérieure, celle de la galvanocautérisation ensuite.

C'est Mermod, de Lausanne, qui s'est fait le champion de cette méthode peu utilisée encore en France, sauf par Lubet-Barbon, Furet, Lombard et Veillard (de Paris), Bar (de Nice) et Escat (de Toulouse).

Le point essentiel de la méthode est de ne pas craindre de cautériser énergiquement non en surface, mais en profondeur; il ne faut pas cautériser pour brûler, en quelque sorte, pour qu'il soit dit qu'on a essayé quelque chose, mais il faut cautériser dans le but de détruire autant que possible, aussi bien et mieux qu'on ne le ferait avec la pince coupante, puis qu'on n'est pas retenu par la crainte de l'hémorragie, qui est le gros inconvénient de ce dernier procédé, comme, nous le verrons plus tard. Quant à la réaction inflammatoire, dit Mermod, elle nous a toujours paru d'autant plus forte, que l'intervention était plus timide et nous ne la voyons jamais aussi prononcée que dans ces séances manquées, interrompues soit par l'indocilité du malade, soit pour toute autre cause et nous nous défions des timides cautérisations superficielles auxquelles nous attribuons volontiers les mécomptes et le discrédit de la méthode. Le

but qu'on se propose dans une intervention endo-
laryngée, curettage, ablation, électrolyse, cautérisation
thermique ou chimique, n'est-il pas, en tuant l'agent
infectieux, de transformer le tissu malade en tissu
scléreux, aussi complètement et aussi profondément
que possible? Or, de tous les moyens sclérosants, y
compris les injections de chlorure de zinc, aucun n'a pu
encore détrôner la bonne vieille méthode des cautérisations thermiques, la plus énergique et la plus docile,
puisqu'on peut la limiter et la diriger à volonté.
Demandez donc aux vétérinaires s'ils ont trouvé
quelque chose de mieux que l'ignipuncture pour
modifier profondément un tissu et le scléroser.

Un point très important, c'est la gêne qu'apporte
trop souvent l'épiglotte à une inspection suffisante du
larynx, et qui prend une importance particulièrement
grande dans les interventions au galvano-cautère. Ou
bien l'épiglotte est elle-même infiltrée et épaissie: elle
reste immobile et renversée sur le larynx qu'elle
masque complètement; aussi vaut-il mieux commen-
cer autant que possible par la détruire avant d'intervenir ailleurs. Ou bien, normale, elle reste enroulée sur
elle-même, ou renversée en arrière sur l'isthme du
larynx qu'elle recouvre. A la rigueur, l'instrument opé-
rant, pince ou curette, peut servir en même temps de
releveur, mais on ne peut demander ce service au
galvano-cautère qui blesserait inutilement l'épiglotte
appuyée sur lui; on ne peut davantage recourir aux
exercices phonatoires d'usage, puisque l'intervention
doit se faire pendant l'écartement maximum des aryténoïdes. Aussi, l'emploi d'un releveur spécial s'impose ici plus que pour toute autre intervention. A notre

connaissance, il n'existe guère que le modèle de Juracz, d'un usage peu commode et blessant l'épiglotte par le passage d'une aiguille épaisse. Mermod, de Lausanne, a créé un releveur plus pratique, qui consiste en une large érigne à branches entrecroisées s'ouvrant par pression et fixée d'avant en arrière sur l'épiglotte qu'elle tire en avant contre la base de la langue par la traction d'un poids suspendu à un fil, au moyen d'une pince à mors antéro-postérieure.

Un autre obstacle est la difficulté d'obtenir pendant l'intervention une respiration large et silencieuse; le malade ne sent rien et cependant, au premier bruit de crépitation, ou même avant, il s'arrête de respirer en rapprochant ses aryténoïdes, ou bien il respire péniblement, avec bruit de cornage, ce qui ne vaut guère mieux et rend impossible une intervention suffisante. Aux observations du chirurgien, le malade répond invariablement qu'il fait ce qu'il peut, et que c'est involontairement qu'il ne respire pas bien; ce n'est qu'à force de patientes démonstrations qu'on arrive à lui faire comprendre ce qu'on exige de lui. Parfois la fumée dégagée est assez abondante pour amener un peu de suffocation; il suffit, en engageant le malade à continuer à respirer tranquillement, de n'appuyer le cautère que pendant l'expiration qui chasse dehors la fumée. Il ne faut pas craindre en outre d'introduire le cautère chauffé au rouge blanc, car il rencontre dans les tissus une résistance énorme, et se refroidit déjà par le simple contact de l'air respiratoire; il suffit, pour s'en convaincre, de souffler sur un cautère pour le voir passer du rouge blanc au rouge sombre.

Avec ce procédé, Mermod a obtenu d'excellents

résultats; nous publions plus loin de nombreuses observations qui émanent de sa clientèle.

Nous donnons aussi une observation très probante de Saint-Clair Thomson.

D'autre part, Furet (de Paris) et Bar (de Nice) ont publié chacun au moins une observation très intéressante de tuberculose laryngée guérie par cette méthode. Krieg, de son côté, a donné 200 observations de tuberculose laryngée traitées par le galvano-cautère, avec 60 guérisons. Mais Escat (de Toulouse), qui l'a souvent utilisé, trouve que les contre-indications à la galvanocaustie sont infiniment plus nombreuses que les indications. Ces contre-indications seraient :

1° L'état d'inflammation aiguë ou subaiguë qui complique si fréquemment la tuberculose laryngée chronique ;

2° la généralisation des lésions à toutes les parties du larynx ;

3° l'infiltration tuberculeuse sténosante ;

4° la dysphagie ;

5° le nervosisme, avec tendance au spasme glottique ;

6° les lésions pulmonaires avancées.

Voici quelle est la technique de la galvanocautérisation :

1° Bonne anesthésie locale, que nous décrirons en détail à l'épiglottectomie ; solutions de cocaïne à 1 pour 20, à 1 pour 10, à 1 pour 5, avec ou sans adrénaline, solution de Bonain, alypine ou cocaïne. La stovaïne peut être utilisée elle aussi et elle est moins toxique que la cocaïne.

2° Séance d'épreuve (d'après Escat) : Cette séance d'épreuve consiste en quelques cautérisations assez énergiques, mais peu nombreuses, sur le foyer principal.

On peut essayer 4 cautères :

1º un cautère en pointe ;
2º un cautère boutonné ;
3º un cautère plat sagittal ;
4º un cautère plat transversal.

Mermod conseille de se servir de préférence des anciens cautères entourés d'ébonite, de façon à ne pas brûler inutilement les régions intermédiaires, base de la langue, épiglotte, etc.

Le cautère pointu est destiné à l'ignipuncture des cartilages aryténoïdes, de l'épiglotte et des bandes ventriculaires.

Sur l'aryténoïde, on peut pratiquer des ponctions de 1 centimètre à 1 centimètre 1/2 de profondeur, sur la face linguale de l'épiglotte, des ponctions perforantes, sur les bandes ventriculaires, des ponctions obliques dirigées de haut en bas, et de dedans en dehors.

Le cautère boutonné sert à cautériser les ulcérations.

Le cautère plat sagittal sert soit à faire des cautérisations à plat sur la face interne des bandes ventriculaires ou à égaliser le bord libre plus ou moins bourgeonnant et irrégulier des cordes vocales, soit à faire des scarifications ignées dans la commissure antérieure, sur l'espace inter-aryténoïdien et sur les deux faces de l'épiglotte jusqu'à disparition dans les tissus de la lame du cautère.

Le cautère plat transversal est enfin utilisé pour la cautérisation à plat de l'espace inter-aryténoïdien et la destruction des végétations tuberculeuses si fréquentes en ce point, ou encore pour scarifier les bandes ventriculaires.

Cette séance d'épreuve est jugée absolument inutile par certains auteurs comme Mermod, par exemple. Celui-ci, comme nous le verrons plus loin, préfère administrer un peu de morphine, par voie hypodermique, vingt minutes avant d'opérer; les réflexes désagréables seraient ainsi annihilés et on n'aurait pas à craindre le spasme réflexe du larynx si angoissant toujours et souvent mortel, comme on sait.

Donc si on fait une séance d'épreuve, le malade est tenu en observation pendant une heure environ, c'est-à-dire jusqu'à disparition complète de l'anesthésie cocaïnique, en prévision justement de ce spasme laryngé qui pourrait faire suite au retour de la sensibilité.

Les jours suivants, on peut pratiquer quelques badigeonnages antiseptiques, mais cela n'est pas indispensable.

La réaction est quelquefois nulle, souvent assez vive; aussi est-il prudent d'en avertir le malade et de lui prescrire des pulvérisations et des gargarismes analgésiques, des pastilles de cocaïne, de la glace, des insufflations d'anesthésine ou mieux encore d'orthoforme.

3° L'intervalle qui doit séparer deux séances de galvanocautère est au moins de huit jours; au surplus il est subordonné à la tolérance du sujet; on doit donc tenir un grand compte de la susceptibilité individuelle.

Faut-il brûler le plus possible, en une séance? C'est l'avis de Mermod, comme nous l'avons vu plus haut. Escat préfère ne cautériser qu'un seul côté du larynx, de façon à provoquer le moins de dysphagie possible et à limiter l'œdème secondaire à un seul côté, s'il venait à se produire : c'est là une technique qui nous semble plus logique.

Quant au nombre des séances de galvanocaustie, il est excessivement variable et il diffère beaucoup selon l'étendue des lésions. En général toutefois il faut compter au moins 6 à 10 séances pour amener un bon résultat, dans les cas moyens.

B. — LE CURETTAGE

Certains auteurs ont préconisé le curettage des lésions bacillaires du larynx à la curette simple ou double.

Il est toujours très difficile de curetter une lésion bacillaire, à plus forte raison quand cette lésion est située dans un endroit contractile comme le larynx.

Néanmoins, dans certains cas d'ulcérations bien limitées et de végétations molles, il semble que ce procédé puisse être bien supporté.

Jobson Horne, Barwell, Westmacott, Watson Williams, Weggert, Robert Lévy, Wolfenberg, Finder et Alexander (de la clinique de B. Fraenkel), M. Schmidt, Heindl, Krause ont utilisé cette méthode avec des succès variables.

Krause, sur 71 curettages, dit avoir obtenu 43 améliorations très nettes, non suivies de récidive dans 23 cas.

Burger a eu, avec ce procédé, des guérisons datant de 10, 11 et même 12 ans.

Heryng et Robert Lévy ont également obtenu de très beaux succès dans les cas limités.

Mais nous croyons que la curette peut être souvent plus nuisible qu'utile, car c'est un procédé aveugle. Son application cependant est relativement facile et, avec une anesthésie progressivement obtenue, on peut la faire très bien tolérer par des malades même très susceptibles. Nos observations, dues à Bourack, sont très probantes à ce sujet.

TECHNIQUE DU CURETTAGE

A. — Anesthésie comme dans l'épiglottectomie.

B. — Utiliser une curette simple à épiglotte, c'est-à-dire fortement recourbée — ou double (modèle d'Heryng ou de Krause).

C. — Opérer avec l'abaisse-langue d'Escat ou de Kirstein (qui abaisse fortement la langue et permet de voir l'épiglotte et le haut du larynx) ou mieux avec le miroir laryngien.

D. — Frotter énergiquement, dans tous les sens, au niveau des ulcérations.

E. — Appliquer ensuite un caustique, acide lactique, chlorure de zinc ou même teinture d'iode.

F. — Un moment après, et ensuite toutes les heures, poudrer à l'orthoforme ou à l'anesthésine.

C. — LA PINCE COUPANTE

La pince coupante est une méthode plus logique;
avec la pince, on voit très bien ce qu'on fait, on ne
saisit que le lambeau de tissu ou la végétation que
l'on veut prendre, mais il y a le gros risque d'hémorragie.

Et cette hémorragie est particulièrement angoissante
chez un tuberculeux toujours affaibli et souvent excessivement impressionnable.

Cependant, entre des mains bien exercées, la pince
coupante a donné de bons résultats.

L'école anglaise est en général assez favorable à
cette méthode; Mermod l'a longtemps utilisée, mais
l'a abandonnée à la suite d'inquiétantes hémorragies;
Schmiegelow, Robert Lévy, Dreyfuss, Finder ont obtenu
des améliorations réelles. Hajeck, Chiari, Krause; Schech
l'emploient encore très volontiers dans les végétations
de moyen volume et les ulcérations bien limitées.

D'après ces auteurs, avec une bonne anesthésie, ces
ablations à la pince coupante seraient toujours très
bien supportées et ne donneraient lieu qu'à une réaction minime.

TECHNIQUE DE L'EMPLOI DE LA PINCE COUPANTE

A. — Même anesthésie que pour l'épiglottectomie.

B. — Pince coupante ordinaire, mais un peu plus courbe.

C. — Abaisse-langue d'Escat ou de Kirstein ou miroir laryngien.

D. — Mêmes recommandations post-opératoires que pour le curettage.

E. — On peut parfaitement combiner la pince coupante et la galvano-cautérisation.

D. — L'ÉPIGLOTTECTOMIE

C'est en quelque sorte une application de la pince coupante, mais cette intervention a des indications plus précises.

On sait en effet que les lésions de l'épiglotte jouent, dans la dysphagie, un rôle prépondérant et il est de notion courante de considérer les dysphagiques intenses comme des malades très gravement atteints, car cette complication accentue la marche rapide de l'affection laryngée et pulmonaire.

Or, il n'y a pas encore très longtemps de cela, on n'osait pas toucher à ces grosses épiglottes, infiltrées et ulcérées, obturant plus ou moins complètement le larynx et provoquant, chez le malheureux patient, des douleurs intolérables et paroxystiques, surtout au moment de la déglutition.

Mais des spécialistes ont osé porter la main ou plutôt l'instrument tranchant sur les grosses lésions épiglottiques et ils ont été étonnés, non seulement du peu de réaction provoquée par l'intervention, mais encore et surtout par les résultats favorables rapidement obtenus.

Barwell (de Londres) est un partisan enthousiaste de cette opération d'urgence qui lui a donné quelques beaux succès. Nous rapportons plus loin quelques observations très intéressantes dues à ce laryngologiste distingué.

Jobson Horne a publié de son côté des observations concluantes.

Schmiegelow, Massier et Salamo ont également pratiqué cette opération avec d'excellents résultats. (Voir nos observations plus loin.)

Mermod, dans deux cas que nous donnons aussi, a préféré galvanocautériser l'épiglotte que de l'amputer; cette intervention n'est pas à la portée de tous, car souvent on est appelé à opérer ces sortes de malades en quelque sorte *in extremis*; il vaut donc mieux se servir soit d'une pince coupante ordinaire, soit d'une pince à épiglotte (modèle Lake ou Barwell), soit même d'un amygdalotome très courbe, comme le morceleur de Ruault pour l'amygdale linguale.

Bien entendu, il y a des cas où les lésions ne sont pas seulement situées sur l'épiglotte, mais au niveau des aryténoïdes ; il suffit, dans ce cas, de faire une aryténoïdectomie pour compléter l'opération.

TECHNIQUE DE L'ÉPIGLOTTECTOMIE

A. — Anesthésie locale à la cocaïne.

Pulvériser d'abord, pendant 1 ou 2 minutes, dans la gorge du malade, la solution suivante :

Chlorhydrate de cocaïne......	1 gr.
Solution d'adrénaline à 1/1000...........	X gouttes.
Eau...................................	100 gr.

Ensuite se servir d'une solution de cocaïne à 1 pour

10 pour faire un badigeonnage soigneux d'abord du voile du palais, puis des piliers et de la base de la langue. Refaire ensuite une pulvérisation à 1/10 en visant particulièrement la base de la langue et le larynx. L'anesthésie est ainsi obtenue aussi parfaite que possible.

Mermod conseille de pratiquer une heure avant une injection d'un centigramme de morphine; c'est une bonne précaution, qui supprime la susceptibilité parfois exagérée des malades et que l'on pourra utiliser chaque fois que cela sera possible. Killian emploie d'ailleurs ce procédé depuis longtemps avec d'excellents résultats

B. — Pince coupante, pince à épiglotte (de Lake ou de Barwell), amygdalotome très courbe.

C. — Abaisse-langue de Kirstein ou d'Escat. Pour l'aryténoïdectomie, l'emploi du miroir laryngien est plus utile.

D. — Ne pas craindre d'enlever de gros morceaux.

E. — Badigeonner ensuite avec un caustique (acide lactique, acide trichloracétique, teinture d'iode).

F. — Poudrer à l'anesthésine ou mieux à l'orthoforme, cinq minutes après et ensuite toutes les heures.

E. — LA TRACHÉOTOMIE

Voici également un procédé thérapeutique d'urgence qui peut donner des succès inespérés, mais dont les indications ont été trop étendues.

Déjà Bryant l'avait recommandée en 1868; même Trousseau et Belloc, en 1837, avaient vanté cette opération comme pouvant faciliter la respiration dans la tuberculose laryngée.

Moritz Schmidt, dans son traité de 1897, a donné les indications suivantes:

1° Sténose laryngée;

2° Lésions graves du larynx, si les poumons ne sont que faiblement atteints, même en l'absence de sténose;

3° Progrès rapides de la lésion laryngée, avant l'apparition de la dyspnée.

Fonseca (de Barcelone), Henrici, Egidi, Massei, Gluck l'ont également exécutée; ils pensent que l'immobilisation, le repos de l'organe malade permettent aux lésions de se cicatriser et de régresser; cela semble vrai pour certaines affections, comme les papillomes du larynx; cela ne semble pas aussi exact pour les lésions tuberculeuses; cependant, dans le cas de C. Chauveau, il paraît y avoir eu une notable régression sous l'influence de la trachéotomie.

Quoi qu'il en soit, nous considérons comme plus rationnelle une intervention directe sur les lésions et nous préférons réserver la trachéotomie aux cas où la sténose est menaçante, comme Chauveau, Chavasse et Massier.

C'est là, à notre avis, sa seule, sa véritable indication.

TECHNIQUE DE LA TRACHÉOTOMIE

L'ouverture trachéale peut être faite sur la portion cervicale ou sur la portion thoracique : cette dernière est très rarement pratiquée.

Nous préférons, pour notre part, la trachéotomie basse ou inférieure de la portion cervicale pour les raisons suivantes: elle n'est pas dangereuse postérieurement, car elle ne comporte pas de section cartilagineuse et elle ne compromet pas le succès d'une intervention consécutive sur le larynx par exemple.

On peut se servir soit de l'anesthésie chloroformique, soit de l'anesthésie par injections traçantes de cocaïne, selon la méthode bien connue du professeur Reclus. On peut même, comme Botey, faire la trachéotomie sans anesthésie, la ponction de la trachée en un temps.

La trachéotomie cervicale peut être supérieure ou inférieure selon que le tube aérien est ouvert près du larynx ou près du sternum.

A. — *Trachéotomie supérieure.*

1) Saisissant le cricoïde de la main gauche (pouce à droite, index sous le rebord inférieur et médian de l'os, les autres doigts à gauche), inciser la peau sur la ligne . médiane depuis le bord inférieur du cricoïde jusqu'à un travers de doigt de la fourchette sternale.

2) Repasser le bistouri dans l'incision. Comme l'on est pressé, il est inutile de s'inquiéter du sang veineux qui coule en assez grande abondance. Il s'arrêtera une fois la canule placée. Si l'on a le temps, pincer et lier au fur et à mesure les vaisseaux qui donnent, ainsi que l'isthme du corps thyroïde.

3) Sous le rebord inférieur du cricoïde, plonger le bistouri à un demi-centimètre de profondeur ; on entend le sifflement de l'air entrant dans la trachée (ce sifflement est caractéristique et il suffit de l'avoir entendu une fois pour le reconnaître).

4) Sectionner un, deux, trois anneaux successivement en descendant (ne pas trop enfoncer le bistouri pour ne pas piquer la paroi postérieure).

5) Sur l'index gauche qui s'est insinué dans l'ouverture trachéale au-dessous du cricoïde, glisser l'extrémité de la canule, présentée transversalement. Une fois celle-ci entrée, relever doucement la canule en poussant son pavillon sur la ligne médiane.

Il se peut que, dans ce mouvement, en raison de

la profondeur de la trachée, l'extrémité de la canule
quitte celle-ci et pénètre dans le tissu cellulaire, sous
la peau. Il faut alors recommencer sans se presser et
ne faire quitter le cricoïde à l'index gauche que quand
la canule est bien entrée et à fond dans la trachée, ce
qu'on reconnaît au sifflement de l'air.

6) Puis nouer derrière le cou les deux rubans fixés
de chaque côté du pavillon, faire asseoir le malade, le
faire tousser, pratiquer au besoin la respiration artifi-
cielle, enfin envelopper le cou d'une cravate épaisse
de tarlatane légèrement mouillée passant devant la
canule.

B. — *Crico-trachéotomie.*

Avec les mêmes précautions que précédemment,
plonger le bistouri sur la ligne médiane, au-dessus du
cricoïde, ou au-dessous (dans la trachéotomie inférieure), puis descendre en sectionnant de haut en bas
l'anneau cricoïdien (si besoin est) et un ou deux
anneaux — ou plusieurs anneaux même de la trachée.

C. — *Laryngotomie inter-crico-thyroïdienne* (LAVAL).

Saisissant l'os thyroïde de la main gauche (pouce à
droite, index sous le rebord inférieur et médian, les
autres doigts à gauche), inciser la peau sur la ligne

médiane, depuis le bord inférieur du thyroïde, sur trois centimètres environ.

Ponctionner ensuite la membrane inter-crico-thyroïdienne et la sectionner dans toute sa hauteur.

Enfin, du bout de l'index introduit dans la fente, pousser l'extrémité de la canule.

F. — LA THYROTOMIE

Quand un malade présente une laryngite tuberculeuse sans infiltration, ni ulcération, sans lésion étendue des sommets pulmonaires, offrant, pour toute altération, une hypertrophie dure, fibreuse de la muqueuse des bandes ventriculaires et principalement de la région glottique ; quand cette hypertrophie a suivi une marche très lente, sans le moindre œdème inflammatoire, accompagnée d'un état de santé relativement florissant ; quand l'appétit, les fonctions digestives et la nutrition du malade sont en bon état et que la sténose chronique et progressive du larynx menace de mort le malade à une échéance plus ou moins brève, nous croyons être parfaitement autorisé à ouvrir le larynx et à supprimer le tissu hyperplasié, après avoir préalablement exécuté, bien entendu, la trachéotomie.

Telle est l'opinion de Ricardo Botey, de Barcelone.

La plus récente statistique, celle de Blumenfeld (1906), portant sur 54 cas de laryngotomies pratiquées par différents auteurs dans les affections tuberculeuses du larynx, contient un assez grand nombre de cas favorables. Blumenfeld a publié lui-même deux cas personnels très intéressants.

Parmi les partisans de cette méthode, nous trouvons surtout Hansberg, Gluck, Goris, Delsaux, Pieniazeck, Grunwald, Bourack, Hoppmann, Kiewski, M. Schmidt, Ruault, Sokolowski, Gripon, etc. C'est surtout Gluck, le célèbre chirurgien de Berlin, qui l'a défendue.

Suivant la technique de Hansberg, on fait, à la première intervention, une incision de l'os hyoïde au creux sus-sternal, on met à nu le larynx et la trachée jusqu'au cartilage et, dans les cas où il faut enlever des parties du cartilage du larynx, comme c'est souvent le cas dans les tumeurs malignes, on décolle et repousse sur un certain trajet le périchondre du cartilage thyroïde. Puis on fait tout d'abord une trachéotomie inférieure et, huit jours plus tard, on exécute la laryngotomie. On peut ainsi cocaïniser l'intérieur du larynx par l'ouverture de la trachéotomie et ensuite l'adrénaliniser, de même d'ailleurs que la surface externe de cet organe ; de cette sorte, on peut exécuter sur le larynx toutes les interventions même les plus graves : c'est aussi d'ailleurs la théorie de Luc.

TECHNIQUE DE LA THYROTOMIE ET DE LA CRICO-THYROTOMIE

Précédée ou non d'une trachéotomie, la thyrotomie est l'ouverture du larynx sur la ligne médiane, par section du cartilage thyroïdien ; la crico-thyrotomie est l'ouverture totale du larynx dans toute sa hauteur (Prof. agrégé Ricard et Launay).

Le chloroforme peut être administré par la bouche

ou par la canule de la trachéotomie. Si la trachée a été ouverte, il est bon d'employer la canule-tampon de Treudelenburg, dont le ballon de caoutchouc gonflé empêche la pénétration du sang dans la trachée. On peut aussi utiliser une canule ordinaire et tamponner au-dessus d'elle par le larynx ouvert.

Si l'on n'a pas pratiqué la trachéotomie préalable, il faut avoir à sa disposition une canule toute prête, pour la faire au cours de l'intervention s'il est nécessaire.

La tête renversée sur un coussin et maintenue par un aide, on reconnaît les saillies du larynx et on incise exactement sur la ligne médiane, à partir du bord inférieur de l'os hyoïde, jusqu'au cartilage cricoïde, si l'on ne veut faire que la thyrotomie; jusqu'à deux centimètres au-dessous de ce cartilage, si l'on veut faire la laryngotomie totale ou thyro-cricotomie.

Le larynx est bientôt mis à découvert entre les muscles et, pour inciser le cartilage thyroïde, on perfore une des membranes hyo-thyroïdienne ou crico-thyroïdienne, et on pénètre dans le larynx. Puis, avec le bistouri ou de forts ciseaux, on coupe, exactement sur la ligne médiane, le cartilage thyroïde. Il ne faut pas dévier de la ligne médiane pour ne pas blesser les cordes vocales, et pour éviter (si cela est utile) les troubles consécutifs de la phonation.

Si l'on veut ouvrir le larynx en entier, on sectionne ensuite au bistouri le cartilage cricoïde sur la ligne médiane.

Écartant les deux moitiés du larynx, avec des écarteurs à griffes, on pratique l'extraction des végétations ou la cautérisation des ulcérations tuberculeuses.

L'opération terminée, on rapproche les lames du cartilage. On peut les maintenir en contact par un point ou deux de catgut, sans que cela pourtant soit nécessaire. On réunit ensuite les sections des membranes et on suture les partie molles.

Lorsqu'une canule a été placée dans la trachée, on l'y maintient pendant quelques jours, jusqu'à ce que la respiration se fasse facilement par le larynx.

CHAPITRE IV

OBSERVATIONS ET RÉSULTATS

DU

Traitement Chirurgical

DE LA

TUBERCULOSE LARYNGÉE

Nous avons réuni un certain nombre d'observations concernant toutes les interventions dans la tuberculose laryngée.

Nous allons les passer successivement en revue, les analyser et les commenter brièvement et impartialement.

1° INTERVENTIONS D'URGENCE

Nous avons 5 épiglottectomies ou aryténoïdectomies d'urgence (2 inédites et 3 dues à Massier et Barwell), chez des malades très dysphagiques avec d'excellents résultats immédiats.

Nous avons en outre deux trachéotomies d'urgence pour sténose menaçante avec survie d'un an et demi (Chavasse) et de 10 ans (Chauveau).

Nous avons enfin deux galvanocautérisations pour sténose menaçante (Mermod) avec survie de un mois et d'un an.

I. — Observation inédite.

Charles B.., 34 ans, propriétaire à Mouy (Oise); tuberculeux au 3ᵉ degré; aphone depuis plus d'un mois, mais depuis 10 jours ressent de très vives douleurs dans les oreilles et ne peut plus rien avaler sans éprouver d'intolérables souffrances; son médecin habituel lui a ordonné des pulvérisations, des inhalations et lui fait depuis 4 jours des piqûres de morphine; cependant le malade ne pouvant rien prendre, on se demande si on ne doit pas le nourrir à la sonde et on fait appeler d'urgence un spécialiste le 21 juin 1908, pour savoir s'il n'y a rien de mieux à faire.

21 juin 1908. Le malade est complètement anéanti, se plaignant surtout de ne pouvoir avaler et demandant qu'on le soulage de n'importe quelle manière : on essaie d'examiner son larynx ; cet examen est rendu excessivement difficile par la susceptibilité particulière du malade ; on peut enfin apercevoir une épiglotte énorme, blanchâtre, infiltrée, formant bourrelet et présentant à sa partie libre une ulcération grosse comme une pièce d'un franc ; le reste du larynx est absolument invisible. Que faire en présence de ce malade désespéré ? Comme on n'a pas de pince coupante et qu'on n'a emporté qu'un amygdalotome de Ruault, on se sert de ce dernier instrument.

On fait tout d'abord une pulvérisation de la solution suivante (avec un vaporisateur ordinaire) :

Chlorhydrate de cocaïne.....	1 gr.
Solution d'adrénaline à 1/1000...............	X gouttes.
Eau.......................................	100 gr.

Cette pulvérisation est faite, bien entendu, dans la gorge du malade ; puis, se servant d'une solution de cocaïne à 1/10, on fait un badigeonnage soigneux d'abord du voile du palais, puis des piliers et de la base de la langue ; puis on refait une pulvérisation avec la solution à 1/10 ; l'anesthésie locale est ainsi obtenue aussi complète que possible et, abaissant fortement la langue, on se met en devoir d'enlever l'épiglotte avec l'emporte-pièce de Ruault ; on y réussit en 2 coups ; l'hémorragie est insignifiante ; immédiatement après, on pratique un badigeonnage à la teinture d'iode, puis, cinq minutes après, on poudre avec de l'orthoforme. Le malade aussitôt peut boire un peu de lait, puis un peu de grog chaud ; la douleur est tout à fait différente, dit-il, cela ne fait pas le même mal (Salamo et Reinhold).

Toutes les deux heures ensuite, pendant 2 jours, on lui refait des poudrages à l'orthoforme. La réaction est assez violente, certes il souffre un peu, mais à aucun moment, le mal n'a été comparable à ce qu'il était auparavant.

Le malade est mort plus de deux mois après, le 6 septembre, mais il n'a plus eu cette dysphagie si pénible.

Pour ma part, j'ai été étonné d'une part de l'insignifiance de l'hémorragie, de la rapidité de l'amélioration et d'autre part du peu de réaction provoquée par cette intervention radicale.

II. — Observation inédite.

H. A., 55 ans, employé de commerce.

Tousse depuis 1900. Pleurésie droite en 1902. État actuel des poumons (17 mai 1908) : infiltration bacillaire du sommet gauche) ; cavernes à droite ; anémie intense, cachexie presque, toux continuelle.

Depuis 15 jours environ, souffre de la gorge : en mangeant, il lui semble qu'il a toujours comme un corps étranger « qui ne veut pas descendre » ; ne dort pas la nuit ; le matin, a la gorge très irritée et très sèche, comme brûlante.

Aspect laryngoscopique. Infiltration aryténoïdienne et épiglottique ; ulcération de la corde vocale droite.

Traitement médical institué (pulvérisations de cocaïne, médications reconstituantes, injections intra-laryngées).

Jusqu'à fin juin, l'état laryngé semble s'améliorer : il n'y a pas de dysphagie à proprement parler ; les forces cependant déclinent de jour en jour et la toux devient de plus en plus pénible.

Le malade brusquement ne vient plus à la consultation spéciale de l'hôpital des Enfants malades ; il écrit qu'il est allé se reposer à Bry-sur-Marne. Pas de nouvelles jusqu'au 3 août.

4 août. Intervention d'urgence à la campagne ; depuis dix jours, dysphagie intense ; impossibilité absolue de boire quelque liquide que ce soit ; douleurs atroces irradiées aux oreilles ; dyspnée augmentée ; léger tirage ; l'auscultation démontre la progression rapide des lésions ; état général de plus en plus grave.

Au larynx : épiglotte et aryténoïdes infiltrés en totalité ; ulcérations épiglottiques, aryténoïdiennes et au niveau des cordes vocales absolument déchiquetées.

Aphonie absolue, toux constante, faciès émacié, débilité complète.

Épiglottectomie en 3 coups de pince coupante, après pulvérisation à la cocaïne ; hémorragie assez importante au troisième coup de pince qui avait laissé une sorte de moignon ulcéreux et sanieux donnant beaucoup de sang ; un quatrième coup de pince enlève ce moignon et arrête l'hémorragie ; attouchement au chlorure de zinc, puis poudrage à l'orthoforme.

Dix minutes après, le malade peut avaler du café et se déclare très soulagé.

Survie de près de deux mois ; mort le 25 septembre, sans que la dysphagie ait reparu.

III. — **Observation** (MASSIER).

Observation d'un malade qui est arrivé à la troisième période de la tuberculose laryngée sans traitement laryngologique.

A l'examen, ulcérations végétantes des cordes, infiltration œdémateuse des replis aryténo-épiglottiques. Vaste ulcération du bord libre de l'épiglotte à gauche. Symptomatologie habituelle : dyspnée, aphonie et surtout dysphagie. Cette dernière fut fortement amendée. par la suppression de tout le tissu ulcéré de l'épiglotte, suivie de badigeonnages à l'acide lactique. Quelque temps après, élimination de séquestres de tissu cartilagineux provenant dc la partie postérieure du cricoïde. Augmentation de l'œdème et de la dyspnée nécessitant la trachéotomie. Celle-ci, malgré l'état du patient et les lésions laryngées, procura une survie de plus d'un an.

IV. — **Observation** (BARWELL).

T. K., 31 ans, phtisie avancée, vint me consulter en juin 1904 ; il était enroué depuis 4 ans et avait de la dysphagie depuis un mois ; elle était si pénible qu'il ne pouvait faire passer que peu d'aliments : en 15 jours, il avait perdu 6 livres ; il y avait une dyspnée considérable par obstruction avec stridor inspiratoire ; les aryténoïdes présentaient une infiltration énorme. A l'aide d'une pince coupante, j'enlevai une partie de chacun d'eux et le malade put manger immédiatement après l'opération et il regagna une livre en une semaine. Un mois plus tard, il travaillait et n'avait pas de dysphagie ; mais il s'affaiblit bientôt de plus en plus et mourut au bout de trois mois. Cependant, il n'eut plus de dysphagie jusqu'à la fin de sa vie.

V. — Observation (Barwell).

B. R..., 60 ans, vint à ma clinique en novembre 1904, avec de l'enrouement et une dysphagie progressive datant de 4 mois ; tuberculose des deux côtés avec caverne à droite. Comme il était très faible, j'essayai de me passer du traitement chirurgical, mais la dysphagie empira ; je le fis entrer à l'hôpital et enlevai son épiglotte infiltrée, ce qui fut suivi d'un soulagement immédiat considérable. Deux mois plus tard, il cherchait de l'ouvrage, mais il s'affaiblit de plus en plus et mourut trois mois après l'opération ; jusqu'à sa mort, il n'eut pas de dysphagie pénible,

VI. — Observation (Chavasse).

X..., 43 ans, entre dans le service du Val-de-Grâce, le 17 avril 1900, dans un état grave. Antécédents syphilitiques et tuberculeux très nets.

Actuellement tirage sus-sternal et sous-claviculaire, 50 respirations à la minute, face rouge, induration des tissus prélaryngiens, examen du larynx presque impossible à cause de l'imminence de la suffocation.

18 avril. Laryngotomie inter-crico-thyroïdienne (M. Toubert) après anesthésie à la cocaïne, mise en place d'une canule de Krishaber; assez bons résultats immédiats.

12 juillet. Enlèvement de la canule.

19 juillet. Premier examen laryngé possible dans d'excellentes conditions montrant l'existence de grosses masses végétantes provenant de la commissure vocale postérieure et de la corde vocale droite : leur implantation est au niveau des cordes et non au-dessous d'elles, ce qui exclut la possibilité de leur origine traumatique.

24 juillet. Thyrotomie à la cocaïne; excision de toutes les masses polypiformes et de la corde vocale droite, thermocautérisation, puis tamponnement à la gaze iodoformée et suture.

11 octobre 1900. On enlève la canule; état excellent; cicatrice laryngée nette, sauf une petite masse végétante sur la partie antérieure et à droite de la commissure.

15 octobre. On enlève à la pince cette petite végétation.

23 octobre 1901. Mort d'une hémoptysie foudroyante.

VII. — Observation (C. Chauveau).

F..., actuellement 55 ans, venue en 1881, à la clinique où j'étais alors assistant pour une dysphonie persistante.

Trois ans auparavant, elle avait eu une pleurésie droite, guérie sans ponction, au bout de trois semaines. Quelque temps après, sa voix avait changé de timbre, s'était voilée.

La malade attribuait cet enrouement à une toux sèche, qu'elle avait depuis longtemps, bien avant sa pleurésie. Cette toux survenait principalement le matin, sous forme de quintes sèches, fatigantes, laissant après elles la voix plus enrouée encore qu'à un autre moment de la journée. Pas de dyspnée, pas de dysphagie, amaigrissement progressif, inappétence, pas d'hémoptysie.

Bons antécédents héréditaires; parmi les collatéraux, un frère mort à 20 ans de tuberculose, 2 sœurs bien portantes. Bons antécédents personnels, notamment en ce qui concerne la scrofule. 2 enfants morts en bas-âge, l'un d'une complication cardiaque au cours d'un rhumatisme articulaire aigu, l'autre de péritonite vraisemblablement tuberculeuse.

Au laryngoscope, état catarrhal du larynx, avec végétation volumineuse, à teinte pâle, mamelonnée, en forme de pyramide, implantée au niveau de la région inter-aryténoïdienne, s'insinuant entre les cordes vocales inférieures dont elle gênait le rapprochement.

Du côté des poumons, état intermédiaire entre la première et la seconde période à droite. Autres viscères sains.

L'état général, pendant plusieurs années, semble aller s'altérant sans modifications fort notables de l'état laryngé. De temps à autre, poussées de congestion pulmonaire, avec leur cortège habituel.

Puis, sans raison apparente, amélioration notable, progressive, lente, pendant laquelle la malade satisfaite vient régulièrement à la consultation.

Brusquement, en avril 1898, à la suite d'un refroidissement, avec gros rhume de poitrine, la gêne respiratoire que la malade avait remarquée, mais qui était restée jusqu'ici légère, s'accentua rapidement; des accès de suffocation apparurent. Au moindre effort de toux, sensation d'angoisse, tirage et phénomènes asphyxiques. Les accès allèrent en se rapprochant de plus en plus et la dyspnée s'installa permanente.

A ce moment, la masse pyramidale interaryténoïdienne ne paraissait que légèrement augmentée de volume, mais plus rougeâtre. Tuméfaction marquée de toute la région postérieure de la glotte, englobant les éminences aryténoïdes; cordes vocales presque immobiles, limitant une fente très étroite et sans lésion apparente.

Laryngotomie le 7 juillet 1898, avec suites normales.

Amélioration rapide de l'état général.

En 1906, fluxion de poitrine avec évolution habituelle, sans aggravation de l'état pulmonaire ou laryngé.

Notons que, durant le cours de cette maladie, le sujet a eu deux filles, dont l'une de son côté a deux enfants bien portants; l'autre est apparemment aussi en excellente santé.

Actuellement (1908), la malade est vigoureuse, d'un embonpoint assez marqué, marche sans essoufflement. Fonctions digestives bonnes, foie normal, pulsations du pouls régulières et fortes, pas de dilatation cardiaque.

Elle porte depuis déjà longtemps une canule parlante, de petit calibre. Sa voix est voilée très légèrement.

Au miroir, cordes vocales blanches, nacrées, d'une mobilité presque normale ; bandes ventriculaires saines. Plus de pyramide inter-aryténoïdienne ; la masse morbide semble avoir été remplacée par une sorte de bande blanchâtre qu'il faut chercher. Éminences aryténoïdiennes normales. La canule pourrait être facilement enlevée, mais la malade s'y refuse totalement.

A l'auscultation, emphysème considérable des deux côtés ; rôles sibilants et ronflants disséminés. Submatité légère circonscrite en haut et à droite où les vibrations thoraciques sont nettement exagérées. A ce niveau, respiration rude et expiration prolongée. Pas de frottements.

VIII. — Observation (Mermod).

B..., colonel anglais, 48 ans ; lésions pulmonaires peu nettes, état général mauvais ; le larynx n'est plus qu'un énorme moignon informe percé à peu près en son milieu d'une petite ouverture quadrangulaire laissant passer l'air. De gros bourrelets représentant l'épiglotte et les aryténoïdes sont recouverts de larges et profondes ulcérations, douloureuses et saignant au moindre contact. Le malade ne s'alimente presque plus ; la déglutition est atrocement douloureuse, et il porte ses mains à ses oreilles chaque fois qu'il essaye d'avaler sa salive ; l'acide lactique augmente les douleurs ; l'orthoforme seul est utile. Faut-il le morphi-

niser et le laisser mourir de faim? Je cautérise les
larges ulcérations de l'épiglotte; le soir même le
malade est heureux; il éprouve un grand bien-être et
peut manger facilement; pendant 3 semaines, tous les
5 ou 6 jours, nouvelles séances; le mieux continue,
mais désirant faire reposer le malade, je l'envoie à
Leysin où il continue à mieux se porter, mais où il
meurt tout d'un coup (par le cœur, d'après le médecin
traitant).

IX. — Observation (Mermod).

Melle A..., Russe, 28 ans, m'est adressée en août
1902 par le Professeur Huguenin, de Zurich; infiltration deuxième degré des poumons; état général
médiocre; apyrexie, aphonie, cornage, toux quinteuse;
le larynx est à un degré avancé d'infiltration de la
paroi postérieure, profondément épaissie et ulcérée de
telle sorte qu'elle comble presque complètement la
lumière de la glotte; cordes vocales épaissies et rouges;
dessous et parallèlement à chacune d'elles, on distingue
un bourrelet rouge, lisse, dur, s'épaississant d'avant en
arrière, ressemblant à une seconde corde vocale accolée
à la vraie corde, et réduisant fortement le canal respiratoire; le cornage augmente d'une manière inquié-
tante pendant la nuit et pendant les accès de toux;
imminence de trachéotomie que la malade refuse
énergiquement. Avec le galvanocautère et tout en me
tenant prêt à ouvrir la trachée, je réussis en une seule
séance à faire disparaître complètement les deux bour-

relets, jusqu'à fleur des deux cordes vocales ; la nuit suivante, très peu de cornage, la malade dort mieux et tousse moins ; les jours suivants, j'arrive à amincir notablement la paroi postérieure en détruisant énergiquement les aryténoïdes. Mort un an après, sans que le larynx se fût de nouveau rétréci.

2⁰ INTERVENTIONS CHEZ DES MALADES PARAISSANT BIEN PORTANTS

Nous donnons 8 observations d'individus porteurs de lésions laryngées graves, sans signes d'auscultation et traités, avec bons résultats, par la galvano-cautérisation et la pince coupante.

Toutes ces observations sont dues à Mermod, de Lausanne.

Ces résultats datent de plus d'un an et de moins de 4 ans.

X. — Observation.

M. T..., belge, 21 ans, février 1902, arrive de Leysin ; pas de signes d'auscultation ; bourrelet épiglottique ; végétations de la bande ventriculaire et de la corde vocale droite, ulcérations de la paroi postérieure et de la région interaryténoïdienne ; corde vocale gauche infiltrée, ulcérée, déchiquetée. Pendant 2 mois, pince coupante et cautérisations. En mai, bien. Actuellement (1904) encore bien, mais non tout à fait guéri.

XI. — Observation.

S..., 62 ans, 29 août 1902; état général assez bon, auscultation négative; lésions à la corde vocale et à l'aryténoïde gauche; examen microscopique positif; cautérisations pendant plus de 5 mois; en janvier 1903, bons résultats.

XII. — Observation.

M. G..., commis voyageur, 36 ans; ulcération de la corde vocale empiétant sur la paroi interaryténoïdienne; mars 1901, ablation radicale de toute la corde et trois séances de cautérisations; trois ans après, encore très bien.

XIII. — Observation.

G..., 38 ans, cafetier, savoyard, novembre 1902; excellente santé apparente, mais aphonie; profonde infiltration et ulcération des deux cordes vocales; 9 séances espacées de galvano-cautère; aujourd'hui (1904), depuis un an, résultat excellent, avec voix très bonne.

XIV. — Observation

Th. Aline, 40 ans, assez robuste, rien d'appréciable à l'auscultation, gros tuberculome interaryténoïdien et ulcération de la corde vocale droite, pince coupante et galvano-cautérisation; guérison depuis 4 ans.

XV. — Observation

C..., 32 ans, cabaretier, rien aux poumons, alcoolique; infiltration et ulcération inter-aryténoïdienne et de la corde vocale droite; traitement laborieux en avril et mai au galvano et à la pince; guérison depuis 4 ans.

XVI. — Observation

S..., 30 ans, de Sibérie, 10 janvier 1902 ; énormes lésions épiglottiques, aryténoïdiennes et de la corde vocale gauche; rien aux poumons; en janvier et février 1902, cautérisations au galvano; guérison depuis deux ans.

XVII. — Observation

F..., 60 ans, entrepreneur, aphonie, toux ; auscultation négative ; infiltration du larynx gauche, sauf l'épiglotte, ulcération de la paroi postérieure ; examen microscopique positif ; février à mars, ablation de tout le tissu suspect ; guérison depuis 7 ans.

Nous avons 5 thyrotomies ; elles sont dues à Barwell, R. Botey, Hansberg et Gerstein. Le malade de Barwell (1906) a guéri avec une fistule ; le malade de Botcy (1906) a guéri ; le malade de l'observation XIX (Hansberg) est mort 2 ans après de tuberculose pulmonaire ; le malade XX est revu guéri 3 ans après ; le malade XXI, 15 ans après.

Nous donnons 6 curettages dus à Bourack, avec bons résultats maintenus dans 3 cas, mais mort au bout de 3 mois, de 8 mois, de quelques mois, dans les trois autres cas.

Nous publions aussi une galvano-cautérisation due à Saint-Clair Thomson, avec d'excellents résultats depuis 2 ans, 4 galvano-cautérisations avec succès et 1 avec mort au bout de quelques mois dues à Mermod.

XVIII. — Observation (Barwell).

Le malade, âgé actuellement (1 nov. 1907) de 23 ans, souffrait depuis août 1904 d'enrouement qui devint bientôt de l'aphonie. Le Dr Trevelgan l'envoya à l'hôpital du mont Vernon. L'état général était bon ; il y avait de très légers signes de tuberculose du sommet ; pas de bacilles dans les crachats. L'auteur pratiqua la thyrotomie en janvier 1906, enleva la partie malade, curetta le larynx qui fut ensuite badigeonné à l'acide lactique. La canule trachéale fut enlevée après l'opération. Dans la suite, la plaie opératoire se fistulisa. Cette fistule dura jusqu'au mois de juin. Le larynx était complètement guéri. La guérison a persisté et actuellement la voix est distincte quoique rude.

XIX. — Observation (R. Botey).

François Coca, tonnelier, 39 ans, vient me consulter à la Clinique, le 4 décembre 1899.

Syphilis depuis 3 ans ; signes pulmonaires légers. Au larynx, hypertrophie condylomateuse, polypoïdes du vestibule. Traitement mixte avec mauvais résultats. Ablation des masses polypoïdes à la pince de Gouguenheim et à la curette double de Krause, répétée tous les 15 jours, avec bons résultats.

Mais en janvier 1903, larynx sténosé par l'hypertrophie fibreuse et polypoïde de sa muqueuse. Nouvelles séances assez pénibles et longues, mais avec assez bons résultats.

En janvier 1906, respiration bruyante et tirage ; sténose progressive du larynx.

Le 2 février 1906, trachéo-thyrotomie, à la cocaïne, puis chloroformisation par la canule, curettage soigneux interrompu par une syncope.

Le 16 février, anesthésie du larynx à la cocaïne et galvano-cautérisation de tout le tissu hypertrophié.

26 février, nouvelle cautérisation.

5 mars, canule supprimée ; le malade est très bien.

L'examen histologique des tissus enlevés conclut à une néoformation tuberculeuse avec sclérose.

XX. — **Observation** (Hansberg).

Ouvrier, 45 ans, août 1902, phtisie pulmonaire et laryngée ; assez bon état de nutrition ; œdème diffus de l'entrée du larynx, bandes ventriculaires infiltrées ; bacilles dans les crachats ; percussion et auscultation positives.

24 septembre, trachéotomie immédiatement au-dessous du cricoïde ; incision externe en avant depuis l'os hyoïde jusqu'au creux sus-sternal, le cartilage thyroïde mis à nu, la trachée sectionnée et la canule mise en place.

La laryngotomie ne fut exécutée que trois semaines après ; après incision du larynx, la corde vocale gauche fut trouvée tout à fait ulcérée ; excision sur toute sa longueur et ablation des deux bandes ventriculaires ainsi que d'une partie de la muqueuse du larynx au-dessus d'elle. Au bout de 4 jours, la canule est enlevée, l'incision laryngienne est fermée et le malade se remet à vue d'œil. Le 25 mars 1903, plus de râles, plus de toux, rien au larynx, sauf le tissu cicatriciel. Mort en 1904 (affection pulmonaire).

XXI. — Observation (HANSBERG).

Négociant, 29 ans, malade depuis 1901 : en 1903, poumons en assez bon état, mais cordes infiltrées à leur partie antérieure, ulcérées et couvertes de granulations à la partie postérieure; paroi postérieure indemne. Traitement par la pince, la curette, le cautère avec bons résultats à droite, mais rien à gauche. On se décide pour la laryngotomie (sept. 1903) avec trachéotomie préliminaire le 1er septembre. Thyrotomie avec ablation complète de la bande ventriculaire gauche ; on ne laisse de la corde gauche qu'un petit bourrelet en haut et en bas. Canule supprimée aussitôt après l'opération. Excellents résultats. Voix rauque et enrouée, mais forte et distincte, état général parfait (1905).

XXII. — Observation (HANSBERG et GERSTEIN).

Professeur de l'enseignement qui, en 1890, fut pris d'hémoptisie, puis de troubles laryngés ; la sténose devenant menaçante, le Dr Gerstein fit une trachéotomie, suivie immédiatement d'une laryngotomie partielle ; la région sous-glottique était occupée par deux bourrelets de couleur pâle, très œdématiés qui furent brûlés à fond avec le thermo-cautère, guérison sans incidents; 15 ans après la voix était encore bonne.

XXIII. — **Observation** (Bourack).

K..., 29 ans, greffier, hérédité tuberculeuse, toux depuis 5 ans, voix altérée depuis 6 mois, dysphagie depuis 2 mois. Lésions pulmonaires nettes ; bacilles tuberculeux dans les crachats ; infiltration, œdème du larynx, ulcération au-dessous de l'espace inter-aryténoï-rien, lésions de voisinage. Huile mentholée en injections pendant 15 jours, puis intervention chirurgicale à l'aide de curettes simples et doubles, après cocaïnisation ; puis attouchements à l'acide lactique à 50 % et insufflation d'orthoforme. Réaction vive pendant 2 jours, puis amélioration.

Nouveau curettage, puis attouchement à l'acide lactique à 30 % et insufflations quotidiennes d'orthoforme ; au bout de six semaines excellents résultats ; larynx libre de toute masse pathologique qui faisait bomber la paroi postérieure ; cicatrices solides, corde vocale inférieure droite encore un peu rouge ; voix voilée, dysphagie nulle, bien-être général, augmentation de poids.

XXIV. — **Observation** (Bourack).

K..., 22 ans, cocher, signes pulmonaires limités, petites excoriations du bord libre de l'épiglotte, érosion et infiltration des cordes vocales inférieures, tuméfaction et ulcération du cartilage aryténoïde droit, ligament aryépiglottique très gros et très enflammé ; deux séances de curettage à 8 jours d'intervalle, ou application consécutive d'acide lactique ; huile mentholée et orthoforme ; bons résultats, voix plus claire, douleurs diminuées, déglutition libre ; mort au bout de 3 mois de broncho-pneumonie.

XXV. — Observation (Bourack).

G..., 22 ans, ouvrier, malade depuis 2 ans 1/2. Dyspnée, dysphagie, enrouement ; signes pulmonaires nets ; ulcérations de l'espace inter-aryténoïdien et de la corde vocale du côté droit, tuméfaction et infiltration. Curettage, puis badigeonnage à l'acide lactique à 75 % ; réaction énorme pendant une demi-journée ; au bout de 6 jours, second badigeonnage à l'acide lactique à 50 % ; 12 jours après, troisième badigeonnage ; au bout de 3 semaines, dysphagie disparue, voix assez forte, état général excellent maintenu plus de 2 ans après.

XXVI. — Observation (Bourack).

L..., 18 ans, depuis plus de 6 mois, tousse et maigrit ; depuis un mois, déglutition douloureuse ; depuis quelques jours, aphonie et dysphagie. Signes pulmonaires graves. Cordes vocales ulcérées, rongées, paroi

postérieure présentant de l'infiltration et d'énormes
végétations ; épiglotte énorme, rouge, renversée, avec
grosse ulcération. Après un essai de traitement par
l'acide lactique, le naphtol sulforiciné, le parachloro-
phénol, curettage en 5 séances, suivies de réaction
très vive après l'application d'acide lactique, mais avec
bons résultats. Au bout de huit mois, mort.

XXVII. — **Observation** (Bourack).

L..., 46 ans, employé, pas de signes pulmonaires
appréciables, bacilles tuberculeux dans les crachats, épiglotte tuméfiée, petites excoriations ; paroi postérieure
du pharynx grossie, ulcérée, cordes vocales inférieures
gonflées et érodées à leur bord libre ; le traitement
conservateur échoue et la dysphagie augmente ; curettage en une séance ; pas d'accidents ; traitement post-
opératoire habituel ; au bout de cinq semaines bien-
être parfait ; au bout de 4 mois, revu, en excellent
état.

XXVIII. — **Observation** (Bourack).

N..., 27 ans ; mère phtisique ; pleurésie, signes nets
de tuberculose. En 1902, curetté par le Dr Mermod, à
Yverdon ; un an après, signes laryngés graves, aphonie,
dysphagie, lésions énormes ; les symptômes pulmonaires augmentent en même temps d'intensité, toux
fréquente, fièvre hectique, etc. Le malade demande le
curettage qui est pratiqué, avec bons résultats pas-
sagers ; mort au bout de quelques mois.

XXIX. — **Observation** (Saint-Clair Thomson).

Il s'agit d'un clergyman, atteint de tuberculose pulmonaire qui fut pris de laryngite tuberculeuse en 1902. L'auteur commença à le soigner en 1904 ; il présentait des lésions de la corde et de la bandelette ventriculaire gauche et des deux aryténoïdes, ainsi que d'une partie de la bandelette droite. Le malade fut mis au régime du sanatorium, et tous les jours on insufflait de l'iodoforme dans son larynx. A partir de juin 1904, on pratiqua des badigeonnages intralaryngés avec le mélange de Lake (acide phénique 10 parties, acide lactique 50, formaline 10, eau 30). Au mois de septembre, on commença les cautérisations au galvano. A partir du mois de février 1905, l'amélioration commença à se manifester. La guérison était complète au ·mois de mai 1906. On a pratiqué en tout 16 cautérisations au galvano. Le malade est en parfait état et peut prêcher. La muqueuse est partout cicatrisée.

XXX. — **Observation résumée** (Mermod).

P..., Neuchâtel, 46 ans ; décembre 1900 ; amaigrissement, fièvre, toux, expectoration, sommet gauche, ulcérations et végétations de la région inter-aryténoïdienne ; en trois fois, ablation à la pince coupante et au galvano-cautère : larynx resté normal 3 ans.

XXXI. — Observation résumée (Mermod).

M... Sem..., Russe, 28 ans, mai 1899, a été soigné par l'acide lactique ; dysphagie, enrouement, toux ; aryténoïde gauche très gros et ulcéré ; corde vocale épaissie, rouge, ulcérée ; juin et juillet, pince coupante et galvano ; bons résultats.

XXXII. — Observation résumée (Mermod).

Mlle Div..., Américaine, 36 ans, avril 1902 ; tuberculose pulmonaire au 2e degré, fièvre, dysphagie ; état grave ; grosse ulcération aryténoïdienne et végétation inter-aryténoïdienne ; avril et mai, cautérisations successives bien supportées ; dysphagie diminue et état général s'améliore ; mort quelques mois après.

XXXIII. — Observation résumée (Mermod).

M. Sc..., Américain, 34 ans, tuberculeux depuis 3 ans, phtisique arrivant à la 3e période, larynx fortement infiltré et ulcéré, dysphagie ; cautérisation ; amélioration considérable de l'état local et général ; bien encore en 1904.

XXXIV. — Observation résumée (Mermod).

L..., Italien, étudiant, 23 ans. Mars 1902; tuberculeux ; grosses lésions laryngées ; pince coupante et galvano-cautère ; amélioration manifeste de l'état général et du larynx (1904).

4º RÉCIDIVES

La récidive de la tuberculose laryngée n'est pas rare, même après un traitement local actif ; nous en donnons 6 observations dues à Mermod ; elle se produit très tôt ou très tard, depuis 1 mois jusqu'à 16 ans après et elle doit être plus fréquente qu'on ne le dit, car on cite des cas guéris qui ne sont revus que quelques mois après l'intervention.

XXXV. — Observation

Mlle C..., 38 ans, tuberculeuse depuis 2 ans, toux, dysphagie légère ; ulcération en fer à cheval de la moitié postérieure des cordes vocales et de la muqueuse interaryténoïdienne ; galvano-cautérisations énergiques ; récidive six mois après ; nouvelles cautérisations ; larynx normal depuis.

XXXVI. — Observation

Guérison depuis 7 ans, après 2 récidives.

G..., Tiflis, 25 ans, vu pour la première fois, en 1896 ; pince coupante et électrolyse ; même année, récidive au même degré ; même traitement ; guérison rapide ; en janvier 1897, nouvelle récidive ; galvano-cautère ; guéri depuis.

XXXVII. — Observation

Guérison depuis 4 ans, après deux récidives.

Mad. Ex..., 29 ans, tuberculose pulmonaire, état général bon, ulcération inter-aryténoïdienne proliférante à gauche ; 1899, pince coupante et galvano ; récidive un mois après ; nouveau traitement ; mai 1900, grosse ulcération sur la paroi postérieure, galvano-cautère ; guérison.

XXXVIII. — Observation

M. St..., Roumain, 26 ans, tuberculeux depuis plusieurs années, larynx droit profondément infiltré et végétations ; 1901, pince coupante et galvano-cautère ; avril 1902, récidive sur la paroi postérieure ; guérison depuis.

XXXIX. — Observation.

Z..., Jacques, 29 ans, février 1902 ; tuberculose pulmonaire ; aphonie et douleurs à la déglutition ;

apyrexie; très vaste infiltration ulcéreuse du larynx droit, l'épiglotte exceptée; pendant trois mois, galvano-cautérisations; mai 1903, récidive bien moins grave que la première atteinte: nouveau traitement; depuis juillet 1903, le larynx paraît tout à fait guéri.

XL. — Observation.

Curé de 50 ans, Savoie; février 1897; tuberculose pulmonaire; infiltration de la paroi postérieure, ulcération des cordes et de la région inter-aryténoïdienne; électrolyse, pince coupante, galvano-cautère; bons résultats; en 1903, récidive peu grave; galvano-cautérisations: bons résultats.

XLI. — Observation.

Mlle J... Locle, canton de Neuchâtel, 23 ans; juin 1888; signes d'auscultation peu nets; larynx infiltré en masse et ulcéré; électrolyse, acide lactique, pince coupante; bons résultats.

16 ans après (pendant ce temps Mlle J. s'est mariée et a eu trois enfants bien portants), récidive en masse et beaucoup plus grave, car il y a du cornage intense.

Galvano-cautérisation; bons résultats.

5º ACCIDENTS

Nous avons voulu, avant de finir, signaler quelques
accidents de ces interventions; on trouvera, dans les
premières observations, la constatation de la réaction
considérable que donne l'acide lactique; on verra également, par la lecture des deux dernières observations,
que la mort subite est arrivée trois mois après le traitement et aussi qu'on a constaté une généralisation
tuberculeuse aiguë chez un malade paraissant peu
atteint. Ces observations doivent évidemment nous
rendre très prudents, car elles donnent raison aux anti-
interventionnistes, aux Massei, Lermoyez, Moure, Laurens, Chauveau, Schrœtter, Stoerk, etc. Dans tous les
cas, elles doivent nous commander la plus grande
prudence.

XLII. — Observation.

Müller J..., 26 ans (Suisse allemande), juin 1900.
Infiltration des deux sommets, avec état général satisfaisant : apyrexie. Moitié postérieure de la glotte rem-
plie de végétations tuberculeuses recouvrant la paroi

postérieure et la corde vocale gauche qui est rouge et
épaissie. Aryténoïde gauche épaissi et profondément
ulcéré sur la face laryngée. Les végétations descendent
à un centimètre dans la région sous-glottique. Soigné
ailleurs depuis 16 mois par des attouchement à l'acide
lactique. En juin et juillet, ablation successive à la
pince coupante des tissus suspects, y compris l'aryténoïde : le 4 juillet, injection d'acide lactique aux 2/3,
sous la paroi restée épaisse; 24 heures après, dyspnée
intense nécessitant une trachéotomie d'urgence; l'œ-
dème énorme persiste huit jours.

XLIII. — Observation.

Homme adulte, du Haut-Valais, présentant une infiltration diffuse du larynx. Plusieurs injections sous-
muqueuses d'acide lactique ont été si douloureuses que
le malade se refuse à continuer le traitement; une dernière injection amène un œdème si rapide qu'on a
juste le temps d'ouvrir la trachée. L'œdème énorme ne
disparaît qu'au bout de huit jours et le malade fait
aussitôt après le décanulement.

XLIX. — Observation.

Jeune femme, encore florissante en apparence, malgré une infiltration humide des deux sommets et un
larynx très infiltré. Injection à 3 jours d'intervalle, dans

les aryténoïdes qui étaient énormes, quatre gouttes d'acide à la 1/2, puis aux 2/3. Les jours suivants, la déglutition est si difficile qu'il faut recourir à l'alimentation par la sonde et deux semaines après, le malade meurt de tuberculose généralisée.

XLV. — Observation

Eb..., 24 ans, avril 1897, aphonie depuis un an ; actuellement dyspnée, dysphagie, fièvre, infiltration sommet gauche ; aryténoïdes énormes, ulcération proliférante inter-aryténoïdienne, épiglotte transformée en un énorme bourrelet ; avril, mai, juin, dix séances de pince coupante avec injections d'acide lactique ; réactions très pénibles ; à deux reprises, œdème considérable ; ablation à la pince de l'épiglotte ; meurt trois ans après d'infiltration pulmonaire.

XLVI. — Observation

M. R..., Toulon, 52 ans, épiglotte rouge et mamelonnée, aryténoïde gauche énorme et ulcéré, cordes vocales supérieures confondues en une masse égale et ulcérée, glotte étroite, cornage intense. Pendant 3 mois. pince coupante et galvano. Amélioration notable, puis mort subite.

XLVII. — **Observation**

Lequint L..., 68 ans, 6 janvier 1900. Voix éteinte depuis quelques mois ; épaisse infiltration de tout le côté gauche du larynx, englobant en une tumeur bosselée la bande ventriculaire et la corde vocale, en rétrécissant des deux tiers la lumière de la glotte. Diagnostic : tuberculose. Ne tousse pas, auscultation négative, un peu de cornage ; état général excellent. Ablations successives en cinq séances, à la pince coupante. Un mois plus tard, la voix est revenue, le larynx est très beau, paroi gauche unie, recouverte d'une muqueuse en apparence normale. Le 17 février 1900, le Dr Bonard, de Nyons, constate une poussée aiguë fébrile dans les deux poumons. Mort trois mois après de tuberculose disséminée. C'est une généralisation très rapide et rare, vu l'âge du malade.

CHAPITRE V

INDICATIONS

DU

Traitement Chirurgical

DE LA

TUBERCULOSE LARYNGÉE

Nous voici donc en présence de plusieurs traitements chirurgicaux qui ont chacun leurs partisans convaincus et leurs ardents adversaires.

Nous voyons tout de suite qu'on peut diviser ces interventions endolaryngées et exolaryngées en interventions d'urgence et interventions de nécessité.

A la sténose menaçante, on peut, on doit opposer la trachéotomie.

A la dysphagie paroxystique, il faut opposer l'épiglottectomie.

Mais parmi les interventions de nécessité, laquelle choisirons-nous?

Le traitement par l'acide lactique, qui jouit aujourd'hui encore d'une grande notoriété, présente souvent des inconvénients graves. Sans doute, ce médicament possède à son actif bon nombre de guérisons et d'améliorations (Heryng, Krause, etc.), mais il est douteux que cet agent ait une valeur supérieure à tant d'autres substances chimiques, dont le nombre, comme toujours, est en raison inverse de l'efficacité; il y a déjà longtemps que l'acide lactique a été introduit dans la thérapeutique de la tuberculose laryngée, et il faut bien croire qu'il n'est pas le médicament idéal, puisque, tous les jours, on voit préconiser une substance nouvelle; au fond tous ces caustiques n'ont qu'une propriété : ils nettoient bien, mais superficiellement.

Bien plus, l'acide lactique est généralement très mal supporté, surtout dans les formes ulcérées, et le traitement est long, très long, car ce liquide, pas plus que les autres, ne peut traverser d'épaisses couches infiltrées; aussi a-t-on recommandé de le faire pénétrer au moyen d'injections parenchymateuses; mais ces injections sont peut-être plus douloureuses encore que les applications simples; en outre, la réaction est si violente et si pénible que le malade refuse généralement de recommencer; enfin, dans certains cas, il y a eu aggravation de l'état général.

Il semble donc bien établi qu'à l'heure actuelle on ne doit plus avoir recours que très exceptionnellement à l'acide lactique, caustique violent, mal supporté et même dangereux.

Devons-nous préférer le galvanocautère?

Le gros reproche que l'on a adressé au galvanocautère
est la production consécutive de l'œdème ; on se base,
pour soutenir cette opinion, sur ce qui se passe au
niveau des cornets galvano-cautérisés ; or il semble
bien que la réaction ne soit pas comparable. Voici ce
que dit Mermod qui a une expérience très étendue sur
la question : « Ou bien on recourt au cautère dans de
timides interventions, sur de très petites surfaces, ou
bien on y renonce complètement, retenu par cette
crainte de l'œdème ; c'est l'objection que me faisait
encore récemment une autorité allemande, et c'est ce
qui m'a retenu moi-même pendant bien longtemps. En
réalité, l'œdème n'existe que dans les livres, ou s'il se
produit quelquefois, il est tellement modéré qu'il n'en-
trave en rien la respiration, et qu'il ne prend jamais
autant de place dans la glotte que le tissu qu'on vient
de faire disparaître en fumée. Il est évident que si, à
côté de l'œdème, on voyait en outre se produire les
épaisses couches fibrineuses telles que celles qui
ferment une fosse nasale après cautérisation d'un cor-
net, la méthode serait impraticable. Et, à cet égard,
notre confiance est si grande que, dans plus d'un cas,
nous n'hésitons pas à pratiquer la galvanocautérisation
dans la clientèle ambulatoire, et souvent la pointe du
cautère nous a permis d'éviter la trachéotomie en élar-
gissant, en une seule séance, la sténose menaçante. »

Nous devons reconnaître cependant que la bonne
application de ces pointes de feu exige un tour de
main très spécial et une habileté très grande.

Le curettage présente également quelques inconvénients : que la curette soit promenée en mouvement
de scie ou qu'elle cherche à détacher un fragment de

tissu par un mouvement brusque du manche, le procédé est toujours brutal et il faut une grande patience au malade. De plus l'action de la curette, qu'elle soit simple ou double et quels que soient les modèles proposés, semble plus fictive que réelle, car les lambeaux de tissu tuberculeux peuvent être soulevés sans être détachés complètement des parois mobiles et contractiles du larynx ; pas plus qu'à Mermod, le curettage parfait de l'épiglotte, de l'isthme du larynx et de la face supérieure des cordes vocales ne nous paraît possible.

L'ablation à la pince coupante ou tranchante (modèles de Krause, de Heryng plus ou moins modifiés) est un procédé très correct, mais il y a le risque d'hémorragie et cette hémorragie est particulièrement angoissante ; faire perdre du sang à un sujet sain est déjà ennuyeux, mais voir un tuberculeux faire une hémoptysie laryngée par sa faute est encore bien pis. Or quoi qu'on fasse, qu'on utilise l'adrénaline, l'antipyrine, l'eau oxygénée, il n'y a qu'un moyen d'arrêter ces hémorragies, c'est de pincer le moignon qui saigne ; or, s'il est déjà difficile d'examiner un larynx tuberculeux, on conçoit combien la difficulté est augmentée, lorsque ce larynx est plein de sang et que le malade, déjà débilité, est en proie à une terreur bien compréhensible.

Aussi semble-t-il qu'il faille réserver la pince coupante aux fongosités assez pédiculées ou aux exubérances inter-aryténoïdiennes, faiblement hémorragipares.

Quant aux opérations exo-laryngées, elles présentent le grave inconvénient de traumatiser, d'une manière trop considérable, la région laryngée déjà très lésée et nous sommes persuadé que ce n'est que dans des cas très exceptionnels que l'on pourra essayer cette cure radicale.

Mais il est un point particulièrement important sur lequel nous désirons attirer l'attention, c'est sur l'anesthésie. Le secret du succès est dans l'obtention d'une bonne anesthésie et pour cela il ne faut pas craindre d'employer la cocaïne en solution concentrée à 1 pour 10, à 1 pour 5, à 1 pour 4 même.

Et voici en résumé quelle est notre manière de voir :

Au point de vue du traitement local actif, il faut faire une soigneuse sélection des cas; l'état de l'affection pulmonaire et de la santé générale doivent être les guides de l'intervention.

Ainsi peut-on, avec Barwell, diviser en trois groupes les cas de tuberculose laryngée.

Dans le premier groupe rentrent les cas dans lesquels l'affection du poumon est à un stade initial et ne fait pas de progrès rapides, l'état général étant bon; ce sont les cas dans lesquels le médecin formulerait un pronostic favorable, s'il mettait à part la complication laryngée; c'est sans doute dans ce groupe que rentrent les observations rares de tuberculose laryngée dite primitive.

Nous pouvons, à propos de ces cas, dire que la guérison est probable et que moins l'affection est apparente aux poumons, plus le traitement devra être audacieux. Généralement, chez ces malades, les lésions laryngées n'ont pas un caractère grave, mais consistent plutôt en infiltration superficielle; mais si les ulcérations sont plus profondes ou plus réfractaires, on est autorisé, semble-t-il, à employer la pince coupante, la curette ou le galvano-cautère. Dans les cas très rares enfin de phtisie au début où la lésion laryngée n'est pas accessible par les voies naturelles, il paraît possible de pratiquer la laryngofissure ou thyrotomie, mais nous croyons fermement que cette opération ne saurait convenir aux malades déjà cachectiques ou trop affaiblis par la marche progressive de la tuberculose.

Dans ce même groupe, on peut faire rentrer les lésions laryngées à allure torpide, à évolution longue, les végétations condylomateuses, les tuberculomes, dont le développement peut combler la lumière du larynx et imposer une intervention d'urgence: il vaut donc mieux utiliser à leur égard un des procédés sus-décrits avant que toute complication se produise.

Le second groupe comprend la vaste classe des malades chez lesquels l'affection des poumons a fait de si grands progrès qu'on ne peut guère compter sur une guérison définitive, mais chez lesquels cependant elle n'évolue pas d'une façon aiguë. La santé est bonne et le poids se maintient ; enfin il n'y a pas de fièvre ; on peut même y comprendre des cas plus avancés, à condition qu'ils soient stationnaires ou en train de s'améliorer.

Il faut bien savoir que, chez beaucoup de ces malades, le larynx peut être considérablement modifié et peut même guérir d'une façon définitive ; dans tous les cas, les patients peuvent voir leurs souffrances diminuer et leur état général devenir bon : c'est ce qui ressort de la lecture d'un grand nombre de nos observations. Mais il faut choisir très soigneusement les cas de ce groupe : en effet les signes physiques de la tuberculose pulmonaire sont souvent masqués par celle du larynx ; il est donc de toute importance d'observer le malade pendant quelques semaines, de tenir compte de sa température, de son poids, avant d'entreprendre une série d'interventions, soit à la pince coupante, soit à la curette, soit au galvano-cautère. Dans ces cas aussi, il faut faire entrer en ligne de compte l'étendue et le siège de la lésion laryngée ; ainsi l'épaississement tuberculeux typique de la région inter-aryténoïdienne ne provoque pas de symptômes, s'il ne gêne pas l'action des cordes et demeure souvent sans se modifier pendant une longue période : il ne faut donc pas le toucher. D'autre part, une ulcération circonscrite en cette région a tendance à gagner rapidement les aryténoïdes et à provoquer ainsi la dysphagie : ici il est important d'intervenir. Si une ulcération siège sur une corde, elle diminue la voix, inquiète le malade, le gêne dans ses occupations ; il faut également la traiter d'une façon active si l'état général du malade le permet.

Dans le troisième groupe, sont les cas désespérés qui n'ont aucune chance de guérir, de s'améliorer même d'une façon notable : ce sont les cas où l'on constate de la fièvre hectique, de l'asthénie généralisée, de la perte rapide de poids, de la tuberculose miliaire ou aiguë, de la cachexie profonde : pour nous, ces malades doivent être simplement soulagés, car une intervention ne pourrait, chez eux, que donner un coup de fouet à l'infection. Sachons donc nous contenter ici d'un traitement purement symptomatique, dont les vaporisations, les inhalations, les fumigations et les pulvérisations feront tous les frais.

Mais il y a deux cas où il faut intervenir d'urgence, à n'importe quelle période de la tuberculose laryngée : c'est lorsqu'il y a sténose ou lorsqu'il y a dysphagie.

La sténose comporte la trachéotomie d'urgence, et non pas la laryngotomie inter-crico-thyroïdienne qui peut être dangereuse postérieurement à cause de la section cartilagineuse qu'elle comporte, qui peut aussi compromettre le succès d'une intervention consécutive sur le larynx, de par son siège même (par exemple si on fait une thyrotomie), mais bien une trachéotomie basse.

La dysphagie, dont on connaît les paroxysmes atroces, symptôme redoutable et redouté des malades qui ne leur permet, comme on sait, aucune espèce d'alimentation et qui provoque des douleurs intolérables, comparables à celle du cancer de la langue, la dysphagie impose l'épiglottectomie. De nombreux auteurs, Barwell, Massier, etc., l'ont expérimentée avec succès dans ces cas : nous avons nous-mêmes rapporté deux observations des plus concluantes.

Pour nous résumer : on peut intervenir à froid dans la tuberculose laryngée, par le galvano-cautère, la curette ou la pince coupante, lorsque l'état général est bon ou satisfaisant et lorsque les lésions pulmonaires sont peu étendues et à marche lente ; il faut intervenir d'urgence, par la trachéotomie, lorsqu'il y a sténose, par l'épiglottectomie, lorsqu'il y a dysphagie, à n'importe quelle période ; enfin dans un certain nombre de cas bien choisis, on peut tenter une sorte de cure radicale par une intervention exo-laryngée, mais nous croyons que ces cas doivent être exceptionnels.

CONCLUSION

I. — La tuberculose laryngée, depuis les travaux des écoles française, allemande et anglaise contemporaines, n'est plus l'affection fatale à laquelle on n'osait pas toucher.

II. — Sans doute, le traitement médical local peut être très utile contre la tuberculose laryngée, et les inhalations, fumigations, pulvérisations, etc. sont des adjuvants précieux du traitement général antituberculeux : il en est de même de la cure de repos, de la cure de silence, de la climatothérapie et de l'héliothérapie.

III. — Mais il semble que l'on peut faire mieux : des travaux récents nous ont appris que le galvano-cautère, la curette et la pince coupante pouvaient être portés sans danger sur les lésions tuberculeuses du larynx : des chirurgiens même n'ont pas craint de pratiquer une thyrotomie et d'aller curetter ou cautériser énergiquement les lésions laryngées par cette voie; les résultats ont été bons dans un certain nombre de cas, mais parfois le succès n'a pas été aussi favorable qu'on l'espérait, car des complications sont survenues.

IV. — Aussi nous semble-t-il utile de ramener à leurs justes proportions les indications de l'intervention chirurgicale dans la tuberculose laryngée : nous nous appuyons pour cela sur de nombreuses observations que nous publions ici et sur les statistiques que nous avons étudiées.

V. — Lorsque l'état général est bon ou satisfaisant, lorsque les lésions pulmonaires sont peu étendues et à marche lente, on peut intervenir à froid par la curette, la pince coupante ou le galvano-cautère ; dans un certain nombre de cas extrêmement favorables, on pourra peut-être tenter une sorte de cure radicale par une intervention exo-laryngée.

VI. — Mais il faut intervenir d'urgence lorsqu'il y a dysphagie par l'épiglottectomie et lorsqu'il y a sténose par la trachéotomie basse.

BIBLIOGRAPHIE

N.-B. — Pour la bibliographie, avant 1904, voir le livre de
GUARNACCIA.

1. BANE (W.-C.). — Traitement médical de la tuberculose des
voies aériennes supérieures et de l'oreille. *Arch. intern. de
laryngol.*, 1907, XXIII, n° 2, p. 459.

1*bis*. BAR (L.). — A propos de la tuberculose primitive du larynx.
Arch. intern. de laryngol., etc., n° 5, 1908.

2. BARTHAS. — Tuberculose laryngée et grossesse. Thèse de
Paris, 1907.

3. BARWELL (Harold). — Le traitement actuel de la tuberculose
du larynx. *Arch. intern. de laryngol.*, 1907, XXIII, n° 2,
p. 357.

4. BARWELL. — Thyrotomie pratiquée depuis 1 an et 9 mois pour
laryngite tuberculeuse. Soc. roy. de méd. de Londres,
1er novembre 1907.

5. BEZOLD et GIDIONSEN. — Description et traitement de la phtisie
laryngée. Berlin, Reimer, 1907.

6. BLUMENFELD. — *Intern. Centralblatt für laryng.*, 1906,
p. 99.

7. BOTEY (R.). — Un cas de thyrotomie pour tuberculose laryngée à forme hypertrophique. *Arch. intern. de laryngol.*,
1906, XXII, p. 110.

8. BOURACK (S.). — Principes fondamentaux dans le traitement de la
tuberculose laryngée. *Archiv. intern. de laryngol.*, n°s 4 et 5,
1908.

9. BOURACK (S.). — Soc. medic. de Karkow, in *Meditsinskoé Obosré-
nié*, 1905, n° 4.

10. BURGER. — Importance de la tuberculose laryngée pour le traitement de la tuberculose pulmonaire. *Deutsch. Zeitschrift
für klin. Medic.*, LXII, 1907.

11. CHAUVEAU (C.). — Tuberculose laryngée à évolution particuliérement lente. *Arch. intern. de laryngol.*, 1908, n° 3, p. 838.

12. CHAVASSE (P.). — Tuberculose laryngée ; laryngotomie inter-crico-thyroïdienne d'urgence ; thyrotomie ultérieure avec résection d'une corde vocale; survie de 18 mois. *Arch. intern. de laryngol.*, 1904, n° 4, p. 55.

13. COLLET. — Héliothérapie dans la tuberculose du larynx. *Lyon médical*, 1906, 7 janvier.

14. ESCAT (E.). — Indications et valeur de la galvanocaustie dans la tuberculose laryngée. *Presse oto-rhino-laryngologique belge*, 1906, n°8.

15. ESCAT (E.). — Médications et valeur de la galvanocaustie dans la tuberculose laryngée. *Archives intern. de laryngol.*, 1906, XXII, n° 2, 631.

16. FÉLIX (E.). — Tuberculose laryngée et grossesse. *Annales des maladies de l'oreille*, 1906, n° 2.

17. FREUDENTHAL (W.). — Soc. américaine d'oto-rhino-laryngologie, 22ᵉ réunion à Kansas City, juin 1906.

18. FURET (F.). — Laryngite tuberculeuse galvano-cautérisée. Soc. parisienne de laryngol., 14 décembre 1906.

19. GAUDIER. — Trachéotomie au cours de la tuberculose laryngée. *Annales des maladies de l'oreille*, 1904, juillet.

20. GEORGES LAURENS. — Chirurgie oto-rhino-laryngologique, Paris, 1906, Steinheil, 976 pp. et 470 fig.

21. GLUCK. — Des cas opérés et guéris de tuberculose laryngée. Soc. de laryngologie de Berlin, 16 novembre 1907.

22. GRUNWALD. — *Munch. medic. Woch*, 1903, n° 25.

23. GRUNWALD. — Traitement de la tuberculose laryngée. Assoc. médic. britannique, session de Leicester, 24-28 juillet 1905.

24. GUANACCIA (E.). — Tuberculosi laringea e sua cura. Catania, 1904, in-8°, 115 pp.

25. HANSBERG. — La laryngotomie dans la tuberculose du larynx. *Arch. intern. de laryng.*, 1905, n° 5.

26. HABERSHON. — Traitement de la tuberculose laryngée. *Arch. intern. de laryng.*, 1905, n° 5.

27. HABERSHON (S. H.). — *The Journal of laryng., rhin. and otol.*, décembre 1905, p. 630-637.

28. HEINDL, C. CHAUVEAU et M. MENIER. — Thérapeutique des maladies de la bouche, du pharynx et du larynx. Paris, Baillière, 1907.

29. Henrici. — Valeur de la trachéotomie dans la tuberculose du larynx. *Arch. f. Laryng.*, 2 sept. 1904.

30. Heryng. — Rapport sur le traitement chirurgical de la tuberculose des voies aériennes supérieures. Congrès de rhino-laryngologie de Vienne, séance du 25 avril 1908. (Discussion : Dreyfuss, Thost, Heunig, Mermod, Kuttner, Grünwald, Blumenfeld, Semon.)

31. Imhofer. — *Prag. medic. Woch.*, 1903, n° 23.

32. Jessen. — Traitement de la tuberculose laryngée par la lumière solaire. *Arch. intern. de laryng.*, 1905, p. 793.

33. Jobson Hornes (W.). — *The journal of Laryngology, Rhin., and Otol.*, décembre 1905, p. 623-630.

34. Jobson Hornes. — Traitement de la tuberculose laryngée. Assoc. médic. britannique, session de Leicester, 24 au 28 juillet 1905.

35. Kronenberg. — *Monatssch. f. Ohrenheilkunde*, 1903, n° 6.

56. Lannois. — Maladies de l'oreille, du nez, du pharynx et du larynx. 2 vol., 8°, Paris, Collection Testut, 1908, tome II.

37. Lévy (Robert). — Soc. rhino-laryngologique américaine, 22ᵉ réunion à Kansas City, juin 1906.

38. Lochard (L. B.). — *The Laryngoscope*, Saint-Louis, 1904, octobre, n° 10 ; Krieg, *Arch. f. Laryng.*, Bd. XVI, Hft. 2.

39. Mabilais. — Traitement de la tuberculose laryngée par les aspirations de diiodoforme. Thèse de Paris, 1905.

40. Mann (de Dresde). — Traitement de la tuberculose laryngée par la galvanocaustique. *Archives intern. de laryngologie*, 1906, XXI, n° 2, p. 413.

41. Massei (F.). — Observations sur quelques points de la cure locale de la tuberculose laryngée. *Arch. intern. de laryngologie*, 1906, XXI. n° 1, p. 15.

42. Massier (H.). — Périchondrite tuberculeuse du larynx ; épiglottectomie partielle ; élimination de séquestres ; trachéotomie. Soc. franç. d'oto-rhino-laryngologie, mai 1908, in *Arch. intern.*, p. 1066.

43. Mermod. — Du traitement chirurgical de la tuberculose laryngée, en particulier par la galvano-cautérisation. *Archives intern. de Laryngologie*, 1904, n° 5, p. 401, n° 6, p. 750.

44. Möller (J.). — De l'amputation de l'épiglotte dans la tuberculose laryngée. Société danoise d'oto-laryngologie, 26 janvier 1908.

45. MOURE et BRINDEL. — Maladies de la gorge, du larynx, des oreilles et du nez, 8°, Paris, Doin, 1908.

46. MYGIND (H.). — Amputation de l'épiglotte dans la tuberculose laryngée. Société danoise d'oto-laryngologie, 26 janvier 1908.

47. PÉTERSEN (de Saint-Pétersbourg). — *Roussky Vratch*, 18 févr. 1906, p. 112.

47*bis*. PROUST. — Traitement de la tuberculose laryngée par le chlorétone. Thèse de Paris, 1907-08.

48. SCHMIEGELOW. — Amputation de l'épiglotte dans la tuberculose laryngée. Société danoise d'oto-laryngologie, 26 janvier 1908.

49. SEMON (Sir Felix). — Valeur du repos vocal complet dans le traitement de la tuberculose laryngée. *Lancet*, 1906, II, p. 1623.

50. SAINT-CLAIR-THOMSON. — Laryngite tuberculeuse extensive guérie. Soc. laryng. de Londres, 2 novembre 1906.

51. SAINT-CLAIR-THOMSON. — Laryngite tuberculeuse bilatérale complètement guérie en 3 ans. Soc. laryng. de Londres, 2 novembre 1906.

52. SAINT-CLAIR-THOMSON. — Laryngite tuberculeuse traitée par la galvano-cautérisation et guérie. Soc. laryngol. de Londres, 7 juin 1907.

53. SAINT-CLAIR-THOMSON. — Tuberculose extensive du larynx. Soc. roy. de méd. de Londres, 1er novembre 1907.

54. TRIFILETTI et EGIDI. — Traitement des maladies du larynx. Fascicules 94 et 95 du *Traité italien de chirurgie*. Milan, Vallardi, 1906.

55. WEIL (G. A.). — Le sérum de Marmorek dans la tuberculose laryngée. Soc. paris. de laryngol., 1907, 8 novembre.

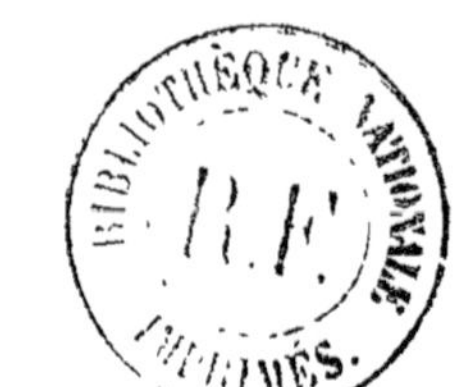

SOMMAIRE

CHAPITRE IV.

Observations et résultats du Traitement chirurgical de la Tuberculose laryngée

CHAPITRE V.

MACON, PROTAT FRÈRES, IMPRIMEURS.

www.ingramcontent.com/pod-product-compliance
Ingram Content Group UK Ltd.
Pitfield, Milton Keynes, MK11 3LW, UK
UKHW031842170726
13836UKWH00004B/1830